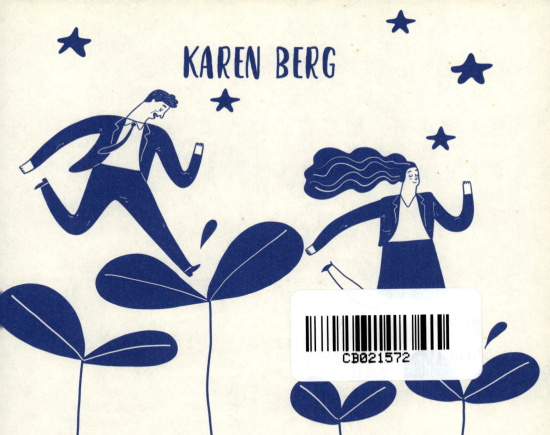

Como se livrar do que empaca sua vida e virar o jogo a seu favor

KAREN BERG

Gente editora

Diretora
Rosely Boschini

Gerente Editorial
Rosângela Barbosa

Assistente Editorial
Audrya de Oliveira

Controle de Produção
Fábio Esteves

Tradução
Leonardo Abramowicz

Preparação
Luiza Thebas

**Projeto gráfico e diagramação
de miolo e capa**
Vanessa Lima

Ilustrações
Freepik

Revisão
Andréa Bruno

Impressão
Gráfica Assahi

Your Self-Sabotage Survival Guide
©2015 Karen Berg
Original English language edition published
by The Career Press, Inc.
220 West Parkway, Unit 12,
Pompton Plains, NJ 07444, USA.
All rights reserved.
Todos os direitos desta edição são reservados
à Editora Gente.
Rua Wisard, 305, sala 53
São Paulo, SP – CEP 05434-080
Telefone: (11) 3670-2500
Site: http://www.editoragente.com.br
E-mail: gente@editoragente.com.br

Dados Internacionais de Catálogo na Publicação (CIP)
Angélica Ilacqua CRB-8/7057

Berg, Karen
      Como se livrar do que empaca sua vida e virar o jogo a seu favor
/ Karen Berg. — São Paulo: Editora Gente, 2018.
      256 p.

ISBN 978-85-452-0323-0
Título original: Your-Self Sabotage Survival Guide

1. Técnicas de autoajuda 2. Sucesso 3. Mudança de hábitos I. Título

19-0939   CDD 158.1
                    Índice para catálogo sistemático:
                         1. Técnicas de autoajuda

Em memória de Alex.

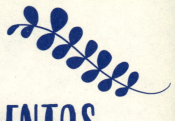

AGRADECIMENTOS

Este livro é dedicado a meus amigos, familiares, clientes e colegas que ficaram ao meu lado nos bons e maus momentos. Vocês fazem da minha vida uma emocionante jornada da qual eu desfruto todos os dias.

Um enorme agradecimento a Francine LaSala, que foi o meu anjo da guarda durante o nascimento deste livro. Obrigada por seu talento, humor, paciência e incentivo em cada passo.

Muito obrigada à Career Press por mais uma vez acreditar em mim. Agradeço especialmente a Adam Schwartz, Michael Pye, Laurie Kelly-Pye, Kirsten Dalley, Gina Schenck e Allison Olson. Que equipe!

Nada disso teria acontecido sem minha maravilhosa agente, Sharon Bowers, que continua acreditando no meu trabalho.

Uma nota de agradecimento a Dawn Butcher, Judd Cady, Dr. Paul Hershenson, Mary Anne Prevost, Agnieszka Radecka-Zaniewski e Yesenia Pedraza, a cada um por sua contribuição única.

Reservo um agradecimento especial a Phil Hall, que nunca deixa de me surpreender com suas ideias, imaginação, inteligência, talento e capacidade de ver a "graça" da vida e que me inspira em cada minuto de cada dia.

Falando em inspiração, um enorme agradecimento a todos os profissionais que dedicaram o seu precioso tempo e conselhos para as seções "Palavras de sabedoria" e "Por que não?": Richard Armstrong, Richard Berg, Tom Blakey, Laureen Cook, Douglas DeMarco, Robert Diamond, Karl duHoffmann, Melissa Errico, John Frazier, John Foreyt, Lana Gersman, James Gerth, Byron Gilliam, Phil Hall, Sharon Halley, Grant Herman, Catherine Hickland, Laurence Julliard, Lee Koenigsberg, Angelo Lambrou, Cheryl A. Marshall, Bud Martin, Michael Mastro; Katherine Mastrota, Alan Matarasso, Deborah McCarthy, Kevin B. McGlynn, Andre Mechaly, Jeremy Merrifield, Ricardo Morales, Linda Moshier, Julia Murney, Riley Nelson, Chuck Pineda, Karen Radwin, Ron Raines, Cheryl Raymond, Gee Rittenhouse, Cathy Russell; Martin Samual, Michael James Scott, Rob Sedgwick, Parinaz Sekechi, Art Stevens, Merri Sugarman, Karla Visconti, Phong Vu, Scott Warren e Jeff Winton.

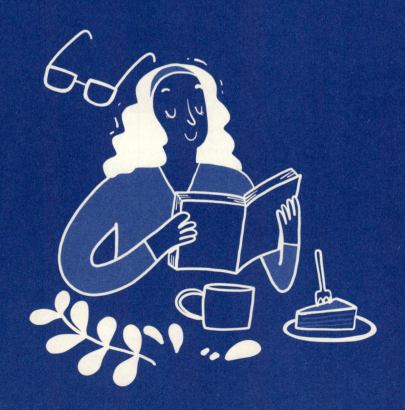

SUMÁRIO

INTRODUÇÃO 9

PARTE 1
ELEMENTOS DA SABOTAGEM 11
1. O seu maior obstáculo é... VOCÊ! 15
2. Supere a si mesmo 37

PARTE 2
REVER! RENOVAR! REINVENTAR! 63
3. Atitude 69
4. Foco 93
5. Aparência 113
6. Imagem 133
7. Voz 165
8. Aptidão 191
9. Ambição 209
10. Fé 225

SOBRE OS COLABORADORES 243

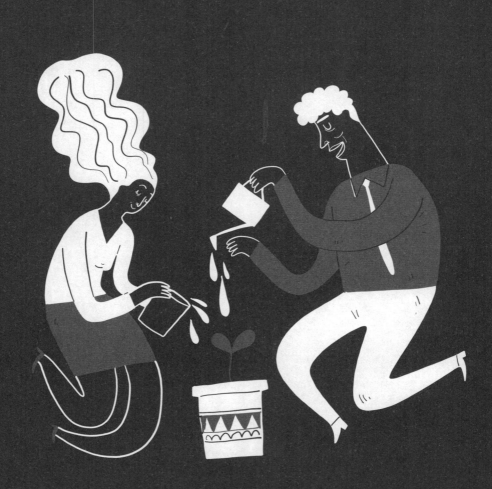

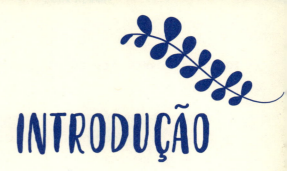

INTRODUÇÃO

"Tudo o que não cresce, morre." Todo mundo sabe disso. Mesmo assim, quando se trata de nosso potencial, parece que nos esquecemos disso. Nós nos sufocamos, nos sabotamos. Consequentemente, não chegamos a lugar algum.

Você se sente como um *hamster* correndo em uma roda sem nunca sair do lugar? Você sente como se não fosse notado ou como se ninguém percebesse os seus esforços? Você sente como se o mundo o deixasse para trás e nunca lhe oferecesse as oportunidades certas?

Bem, desculpe, mas o mundo não é o problema. Você não segue adiante porque você mesmo está atrapalhando o seu caminho. Ninguém vê o que você realmente tem a oferecer porque, na verdade, você mesmo está se bloqueando. Mas o fato de o problema ser você é, na verdade, algo muito positivo, pois seu comportamento e suas ações são as únicas coisas neste mundo sobre as quais você tem controle.

É hora de recuperar sua dignidade. Temos nos sentido reprimidos, abusados e explorados no mercado há tempo demais. Chegou a hora de nos erguermos e tomarmos uma atitude, mas de forma apropriada. Este é o momento de você se fazer notar; entretanto, deve fazer isso de modo que os outros abracem a sua atitude, e não de modo que se assustem com ela. As pessoas estão irritadas, se sentem traídas, deixam a raiva fermentar e, então, explodem de maneira nociva com seus colegas e si mesmas. Neste livro, vou mostrar a você como chegar ou voltar ao topo e como fazê-lo da forma correta!

Você comprou este livro por um motivo: você quer ter sucesso. Ótimo! Agora, mãos à obra. É hora de mudar de atitude e maximizar suas ações. É hora de parar de se sabotar e começar a ter sucesso, de refazer o enredo de seu percurso e de reinventar a sua existência. Este livro o ajudará a reorientar a sua energia e a voltar aos trilhos com estratégias claras para pôr fim à autossabotagem. Ele lhe ajudará a se livrar dos "mas", acabar com os "se ao menos" e quebrar o ciclo do "caminho mais seguro".

Eu passei os últimos trinta anos me reinventando e ajudando clientes a encontrar seu próprio "encanto" em várias fases de suas carreiras. Trabalhei com colegas e amigos quando eles perderam o entusiasmo e precisaram de um empurrãozinho, quando estagnaram por autossabotagem ou porque seus chefes resolveram mudar as regras do jogo (portanto, nem toda sabotagem é culpa sua, e você pode aplicar as estratégias que aprenderá aqui para se reinventar mesmo quando a sabotagem não tenha sido tecnicamente provocada por você).

Com este livro, vou mostrar-lhe como caminhar em uma sala e iluminá-la, em vez de esvaziá-la. Vou orientá-lo sobre como fazer as pessoas quererem segui-lo, ouvi-lo e se relacionar com você. Ensinarei exercícios, técnicas e estratégias que vão ajudá-lo a perceber como perdeu o rumo e voltar a trilhar o caminho certo.

Também vou apresentá-lo a pessoas de uma ampla variedade de setores econômicos e de diversas faixas etárias que assumem riscos estratégicos. Esse grupo inclui líderes do pensamento do universo corporativo e do mundo do entretenimento, pois meu trabalho engloba ambos os setores, e assisto em primeira mão ao que um universo tem a oferecer ao outro. Como digo ao longo deste livro: "Não há nenhum negócio como o *show business*, e todo negócio é um show". É impressionante quanto esses setores têm em comum.

Escolhi o grupo de especialistas tendo como critério o fato de haver trabalhado com eles ou por admirar profundamente o seu trabalho. Esses líderes vão compartilhar experiências de autossabotagem, deles próprios ou de pessoas que gerenciaram. Eles fornecerão dicas sobre como se desvencilhar da autossabotagem. Alguns compartilharão a própria reinvenção nas histórias de "Por que não?", que certamente mexerão com você, além de inspirá-lo e ajudá-lo a se sentir revitalizado, focado e autoconfiante, não importa a sua idade.

É hora de passar do "Por que eu?" para o "Por que não?". É hora de parar de se autossabotar. É hora de se reinventar para finalmente conquistar o sucesso que merece – porque você trabalhou para isso.

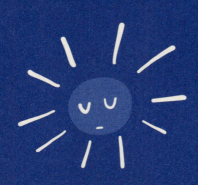
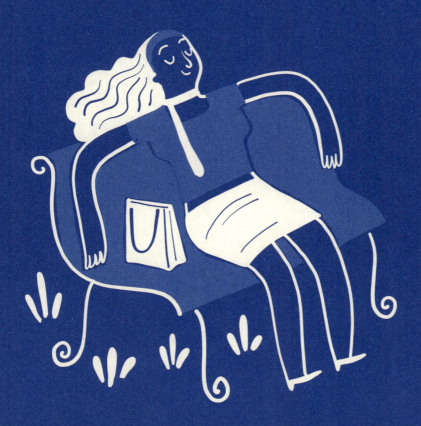

Não há nenhum negócio como o *show business*, e todo negócio é um show.

Não importa se você é advogado, designer gráfico ou *maître*. Como disse Shakespeare: "O mundo inteiro é um palco e todos os homens e mulheres não passam de meros atores". Fazer um bom espetáculo pode ser essencial para os artistas, mas também é importante para todos nós. A maioria das pessoas se esquece disso; nos esquecemos de ter consciência de nós mesmos, e é aí que a sabotagem começa a se insinuar e tomar controle da situação.

Devemos ter consciência de nós mesmos e de nossas ações, como os atores nos testes e audições. Tudo o que fazemos precisa ser tratado como se estivéssemos determinados a conquistar aquele grande papel. Hoje em dia, ficamos "ligados" o tempo todo. Todos estão de olho em você, para o bem e para o mal. É por isso que você precisa voltar a sua mente para esse objetivo e trabalhar nele todos os dias – só que não fazemos isso. Ao contrário, permitimos que os maus hábitos nos arrastem em nossa carreira. Consequentemente, não chegamos a lugar nenhum.

É hora de virar o jogo – primeiro por meio da consciência e, em seguida, da atitude.

Arrume um diário para usar com este livro e mantenha-o à mão durante a leitura. O diário será a sua crônica pessoal sobre como superou a autossabotagem e também uma grande referência caso você comece a cair de novo nas garras da autossabotagem.

Nesta primeira e breve seção, apresentarei algumas das muitas maneiras pelas quais pessoas se sabotam, profissional e pessoalmente, e vou ajudá-lo a identificar os comportamentos sabotadores pelos quais você pode ser considerado culpado.

Na seção seguinte, trabalharemos para corrigi-los.

Mãos à obra!

1
O seu maior obstáculo é... VOCÊ!

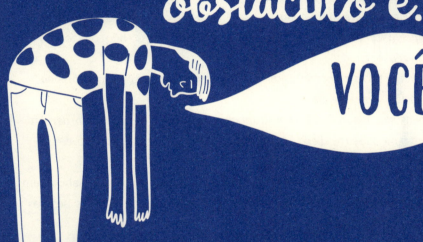

As pessoas bem-sucedidas são aquelas que não ficaram acomodadas esperando as coisas acontecerem. São aquelas que fizeram acontecer.

Leonardo da Vinci

Você não está assumindo o controle da sua vida e da sua carreira em função de alguma das seguintes situações ou motivos?

"Eu nasci na família errada."
"Meus pais não me estimularam quando eu era pequeno. Por isso, não consigo progredir."
"Nasci na época errada."
"Eu queria ter tido a chance de assistir a uma aula sobre enriquecimento profissional."
"Meu chefe não me entende."
"Eu tinha todas as qualificações para o trabalho. Acho que eles não gostaram de mim."
"Disseram-me que eu receberia ajuda para terminar o meu projeto, mas não recebi."

Caso esteja se autossabotando, você não está sozinho. A autossabotagem é uma epidemia. Pela minha experiência, aproximadamente 85% das pessoas se autossabotam.

A autossabotagem é traiçoeira, profunda e universal. Muitas pessoas se deixam envolver por mentalidades e comportamentos negativos e nem sequer se dão conta disso. Todos os dias, pessoas de todos os setores econômicos trabalham arduamente e não chegam a lugar algum. Isso porque, em todos os setores, da área educacional à de entretenimento, da medicina ao marketing, as pessoas – inteligentes e com ótima formação – se autossabotam por não se fazerem presentes, por deixarem o pensamento fugir do controle em reuniões de negócios e, assim, perderem foco. Sem mencionar que mancham sua imagem profissional nas mídias sociais! Você sabia que, hoje em dia, até o seu médico pesquisa você no Google? No entanto, as pessoas não tomam cuidado. É preciso ser cuidadoso com as publicações nas mídias sociais.

Até os grandes executivos se sabotam. Eis um exemplo.

Paul e sua equipe constituíam um grupo de altos executivos que tiveram a oportunidade de fazer um grande negócio com uma empresa sediada na África. Se o contrato fosse assinado, seria uma grande conquista para o grupo e um passo gigantesco para a empresa. Nem é preciso dizer que eles levavam o trabalho muito a sério. Trabalharam noites e fins de semana para se preparar. Paul perdeu uma importante reunião de família, enquanto outros membros de sua equipe deixaram de comparecer a vários jogos de futebol e noites de encontros. Regina, braço direito de Paul, até perdeu um casamento.

Trabalharam semanas aperfeiçoando a apresentação. Por se tratar de um seleto grupo, todos sabiam que a língua internacional dos negócios é, geralmente, o inglês; por isso, prepararam toda a apresentação nesse idioma. Como máquinas ou robôs, eles nem sequer questionaram se o inglês era o idioma mais apropriado para o cliente; apenas trabalharam mecanicamente.

Enfim o trabalho ficou pronto, e chegou o momento de o grupo brilhar; eles estavam muito confiantes. A equipe aterrissou na África 24 horas antes da grande reunião, para ter tempo de descansar, repassar a apresentação e certificar-se de que a sala da reunião acomodaria bem os equipamentos.

A hora da apresentação finalmente chegou e a equipe se preparou para receber o cliente. Porém, assim que o líder do grupo entrou na sala e cumprimentou a todos com um caloroso *"Bonjour"*, o coração de Paul disparou. Por mais que sua equipe estivesse preparada, eles se esqueceram de um detalhe crucial: o país em que fariam a apresentação utilizava o francês como idioma para negócios, não o inglês.

Depois de todo o tempo de preparação, além dos milhares de quilômetros viajados, eles foram expulsos da sala de reunião. Depois de todo aquele trabalho, nem sequer tiveram chance de apresentar a proposta, muito menos de fechar o negócio, simplesmente porque ninguém pensou fora da caixa e se informou mais sobre o país em que se daria a apresentação. Eles se preocuparam apenas com o trabalho, não levaram em consideração o mundo que existe além de planilhas e slides de PowerPoint.

PALAVRAS DE SABEDORIA

Deborah McCarthy
Diretora da Results Delivery Organization da Alcatel-Lucent

DEPENDE DE MIM

Apresento aqui alguns aspectos da autossabotagem que testemunhei em minha carreira.

▶ **Não fingir ser alguém que você não é:** eu sempre tento ser fiel a mim mesma e genuína em minhas relações. Um dos fatores que contribui para a autossabotagem é tentar ser alguém que você não é e dizer coisas que deliberadamente não são suas. É impossível defender ou sustentar algo que você não é. Eu nem tento fazer isso. Em longo prazo, isso provocaria fracasso e decepção, tanto para mim quanto para as pessoas que dependem de mim e acreditam em mim.

▶ **Não fazer coisas pelos motivos errados:** sempre faça a coisa certa pelos motivos certos. Eu não posso permitir que os meus projetos "pessoais" se coloquem na frente ou sejam mais importantes daquilo que faço ou daqueles que apoio.

▶ **Não "ser dono" do processo:** quando questiono o meu valor e o valor daquilo que proponho, automaticamente não consigo mais me posicionar de forma natural e contribuir da maneira como sei que sou capaz. Sempre haverá pessoas que tentarão marginalizar você e suas contribuições. Eu perdoo a ignorância delas, por não entenderem o que estou dizendo e fazendo, e preconceitos delas baseados em uma série de equívocos.

No final das contas, se estou verdadeiramente dando tudo de mim e fazendo o que é necessário, isso é o que importa. Eu me desligo das críticas e me atenho ao que é realmente necessário.

Aceitar que nem todo mundo vai gostar de mim ou me valorizar permite que eu me concentre naqueles que gostam de mim e me valorizam.

O que está no seu caminho?

Você nunca pode ser seguro demais de si mesmo. Há um velho ditado que definitivamente se aplica aqui: "O diabo está nos detalhes".

Você não precisa ser um completo autossabotador para sabotar a si mesmo. Você pode se esforçar ao máximo e, ainda assim, deixar de fora um elemento crucial. Paul e sua equipe poderiam ter pensado em um plano alternativo, tentado prever as coisas que talvez dessem errado e se preparado. Eles não previram tudo que poderia dar errado; esperamos que não cometam esse erro novamente.

Para a maioria das pessoas, a autossabotagem não se dá pela perda de um pequeno detalhe, mas pelo acúmulo de erros, enganos e equívocos. E o comportamento errado é o grande problema.

As pessoas de sucesso procuram se destacar pelos motivos certos. Elas buscam ativamente oportunidades nas quais possam se destacar. Essa é uma premissa bem conhecida. Em minha atuação como *coach* de comunicação, sempre fiquei incomodada com a quantidade de pessoas que não tentam se destacar. Elas evitam ser o centro das atenções e se diferenciar. Elas não querem correr riscos e se expor. Por quê? O medo é um dos motivos: e se eu assumir o risco e tudo der errado? E se eu assumir uma posição sobre algo e isso me colocar contra o meu chefe ou até contra o CEO? E se a minha proposta alterar a forma como os negócios são feitos e extinguir cargos de trabalho? E se meus colegas perderem o emprego? E se, por me manifestar, eu provocar tudo isso?

A postura básica passa a ser a de que é mais seguro não se destacar, de que é melhor seguir o modelo existente e não tentar quebrar o padrão, balançar o barco ou qualquer outra metáfora batida que você possa usar.

A condescendência pode ser muito pior. Condescendência não é o mesmo que medo, mas pode nascer do medo. Às vezes, a condescendência acontece porque as pessoas têm medo de agir; às vezes, porque estão acomodadas e desmotivadas. E isso pode ter resultados desastrosos.

Vejamos, por exemplo, o escândalo Madoff. Um artigo do *New York Times*, escrito por Floyd Norris, tratou da "confusão" no banco J.P. Morgan – sobre o motivo de ninguém nunca ter relatado nenhuma "atividade suspeita". Diz o autor: "O que os documentos mostram, porém, é uma enorme burocracia na qual os empregados ficam presos em seus silos e não se comunicam com os outros. As suspeitas estavam lá, mas também os lucros, e os lucros parecem ter pesado mais do que quaisquer preocupações. Muitas pessoas simplesmente preencheram e arquivaram formulários, esquecendo-se do que esses formulários poderiam, ou não, indicar".

Pelo fato de ninguém ter questionado o que estava acontecendo, milhões de pessoas perderam milhões de dólares. Vidas foram perdidas. Pensões evaporaram. Se não tivesse dormido ao volante, uma pessoa poderia ter ajudado a evitar uma enorme crise e um sofrimento terrível. Essa pessoa poderia ter sido heroína. Mas a equipe ficou presa em seus "silos", e todos acabaram como vilões.

Outro elemento da autossabotagem decorre do fato de vivermos em uma cultura com mentalidade do "merecimento por direito". Tendemos a acreditar que as coisas simplesmente devem acontecer para nós "porque sim". Isso vale para a geração do *baby boom*[1], para a geração Y[2] e para as gerações entre as duas – embora cada uma tenha os próprios motivos.

No entanto, o sucesso não se trata de direito; trata-se de assumir um risco calculado, e não de jogar um dardo em um mapa e rezar para ele cair no lugar certo. Trata-se de ser alguém relevante e trabalhar para permanecer relevante. Trata-se de ser uma pessoa que importa; de sobressair-se ao comum.

Ser comum é uma opção, mas não leva ao sucesso. Ser comum é uma opção, mas existem outras. É hora de sair do comum e se tornar uma pessoa de sucesso. Sabotar a si mesmo é humano. A parte complicada é... transcender a autossabotagem; esse é o santo graal. Isso é o sucesso! Antes, porém, você precisa entender como transcender a autossabotagem.

---

[1] Pessoas nascidas na explosão populacional do pós-guerra, entre 1943 e 1960. [N. da T.]

[2] Nascidos entre meados da década de 1970 e meados da década de 1990. [N. da T.]

PALAVRAS DE SABEDORIA

Julia Murney
Atriz e cantora da Broadway

**MANTER-SE FIEL A SI MESMO
PARA TORNAR-SE RELEVANTE**

A coisa mais importante que aprendi na carreira de atriz é que não há motivo para me intimidar e fazer algo que não quero fazer, mesmo que seja a escolha perfeita para outra pessoa. Essa é a minha vida, as escolhas são minhas, seja qual for o resultado. Eu sei por que faço minhas escolhas e, no fim das contas, isso tem de ser o suficiente para mim, mesmo que as pessoas à minha volta achem que sou louca. Você precisa manter a sua vida relevante e esperar que a sua carreira siga o exemplo. Ressignificar a própria marca pode ser necessário quando parece que todo mundo o coloca em uma caixa e decide o que você pode ou não fazer. Eu acho que você precisa identificar seus pontos fortes e decidir quando vale a pena lutar por algo – tentar e mostrar que você pode ter uma carta a mais na manga.

Entendendo a sabotagem

- Medo
- Impulsividade
- Escapismo
- Teimosia
- Atitude defensiva
- Desleixo
- Arrogância
- Desorganização
- Procrastinação
- Narcisismo
- Ignorância
- Negação
- Falta de visão
- Despreparo
- Desespero
- Falta de criatividade/curiosidade

Se um dia alguém me perguntasse: "Karen, você consegue resumir em uma palavra de que modo as pessoas se sabotam?", eu teria de dar um sonoro "não!" como resposta. Como estamos vendo, sabotagem não se trata de uma coisa que as pessoas fazem a si mesmas; trata-se das próprias pessoas. Seria muito mais fácil lidar com a sabotagem se não fossem tantos os seus causadores, e eles geralmente andam em grupos.

Principais causadores de sabotagem

É bastante coisa, sem dúvida. O lado bom é que não precisamos abordar cada um desses causadores para nos libertar deles; a autossabotagem pode ser evitada por meio da formação de uma consciência básica e, com isso, da correção dos comportamentos que levam a ela. Neste capítulo, analisaremos esses comportamentos, identificaremos os tipos comuns de autossabotadores e analisaremos como você pode estar se sabotando.

Tenha o seu diário e uma caneta sempre à mão! Nós passamos muito tempo pensando nas coisas e nos preocupando com elas, e uma ótima maneira de tê-las sob controle é anotando-as. A visão concreta dos problemas ajuda a classificá-los, e o próprio ato de escrever ajuda a desenvolver uma clareza maior. (Observação: isso precisa ser feito em um diário de verdade e com uma caneta de verdade – não pode ser usado um teclado, aplicativo ou arquivo de áudio. É cientificamente provado que escrever à mão, no papel, ajuda a gravar melhor uma atitude ou ação do que digitar ou gravar a voz.)

Conheça seu inimigo

Se quiser derrotar seu inimigo, você precisa primeiro conhecê-lo. Quanto melhor entender seu inimigo, mais eficiente você poderá ser. A autossabotagem é seu inimigo. A melhor maneira de combatê-la é entender não só o que ela é, mas por que ela existe. Você não pode simplesmente apertar um botão e pronto. Você precisa desmontá-la, peça por peça.

Em primeiro lugar, qual é a "consequência"?

O que acontece (ou não acontece) na sua vida que não está funcionando? Você não está progredindo no trabalho? O relacionamento com seu cônjuge ou companheiro está desmoronando? Os membros mais jovens da sua equipe não o levam a sério? Os mais velhos o estão segregando? O que na sua vida não está funcionando? Não fuja da pergunta respondendo "tudo". Eu quero que você realmente pense sobre isso.

Abra o diário. Liste em uma página pelo menos cinco coisas que você sente que não estão funcionando na sua vida. Se houver mais de cinco, tudo bem; liste tantas quantas precisar.

Observe a lista. O que você listou são elementos isolados ou estão relacionados entre si? Se o seu relacionamento não está dando certo e a sua vida profissional não está funcionando, será que um alimenta o outro?

Agora, qual é a causa?

Isso está longe de ser tão fácil quanto a lista que acabou de fazer, mas é a raiz de todo o mal da autossabotagem. É neste ponto que você precisa ter uma experiência do tipo "extracorpórea". É hora de tentar fazer uma das coisas mais difíceis que há: ser objetivo a respeito de si mesmo.

Vamos nos aprofundar nisso à medida que avançarmos no livro, mas devo dizer que levar as coisas em termos pessoais é um dos principais combustíveis da autossabotagem. Você deve estar pensando: "Karen, como posso pensar em mim e isso não ser a respeito de mim, não ser pessoal?". Bem, estou dizendo que você não só pode pensar sobre si mesmo objetivamente como *deve* fazê-lo.

Vamos então olhar para as áreas que você listou. Suponhamos que a primeira tenha a ver com não ter um ótimo relacionamento com o chefe. Escreva isso com as suas palavras em uma única página, como neste exemplo:

Marjorie me odeia.

Agora, embaixo dessa frase, quero que você liste as razões pelas quais você acredita que isso seja verdade, como:

1. Ela grita comigo na frente dos outros;
2. Ela não pede minha opinião nas reuniões;
3. Ela não me convida para reuniões;
4. Ela me avaliou negativamente.

E assim por diante.

24 ELEMENTOS DA SABOTAGEM

Leve o tempo de que precisar. Não pare de escrever para ler – continue escrevendo. Se você começar a se sentir esgotado enquanto escreve, faça uma pausa. Faça algo que o deixe feliz. Vá para a academia, assista a um programa de televisão ou a uma série de que goste. Depois, volte a escrever.

Quando tiver esgotado essa lista, pule uma página em branco e comece o próximo motivo. Novamente, guarde uma página em branco entre este e o próximo ponto da lista.

Agora que você escreveu tudo, leia. Leia de verdade, não apenas passe os olhos pela lista. O que você está vendo? As razões se repetem entre uma área e a seguinte? O seu chefe e o seu companheiro gritam com você na frente dos outros – e por motivos semelhantes? Faça um círculo em torno de questões que surgem mais de uma vez. Use canetas de cores diferentes para questões diferentes que se repetem. Você começa a ver um padrão?

POR QUE NÃO?

Kevin B. McGlynn
Artista internacional de musicais

"Se você não parar de cantar, vou desligar o rádio." Foi o que cresci ouvindo e, em função disso, cresci achando que não tinha talento. Assim, em vez de construir uma carreira como artista, algo que eu amava, tornei-me caixa de banco, algo que eu não amava. Eu não tinha ideia do que faria da minha vida, e então alguém me ouviu cantando durante um intervalo no trabalho. Essa pessoa me disse que minha voz era muito bonita, o que me deixou chocado, tendo em vista todo o retorno negativo que eu recebera quando criança. Fiz um teste para o Conservatório de Boston e fui aceito.

Eu me mantive em destaque em um mercado competitivo, marcando presença em todas as oportunidades. Eu apareço em audições, para trabalhar por hora, em inaugurações, em festas de empresas, em atividades beneficentes. Eu tento participar de tudo o que está acontecendo e tento tornar a minha presença conhecida e reconhecida. Eu mantenho a minha rede de contatos ativa e crescente, apresento-me para pessoas que nunca vi, retomo o contato com pessoas que conheci anos atrás, diminuindo a distância ao máximo.

Eu me mantenho informado. Acredito que você deve se manter informado, saber quem e o que estão em alta na sua área, ler sites, jornais e revistas relacionados à sua atividade. Também acredito que você precisa ser capaz de manter uma conversa sobre atualidades com um possível empregador. Nem sempre o talento ou as qualificações são o que possibilitam um trabalho; as pessoas querem saber se você é acessível. Ninguém quer trabalhar com uma diva.

Eu adoro o ditado: "Sucesso é quando preparação e oportunidade se encontram". Acho que é importante saber quem você é como artista ou como profissional, descobrir as funções e os trabalhos para os quais você é apto e fazer a lição de casa. Acredito que você sempre deve saber em que está se metendo. Quando perguntaram à incomparável atriz Betty Davis qual conselho ela daria aos atores em começo de carreira, ela respondeu: "Decore a sua fala". Pode parecer pueril e simples, mas aprendi que, quanto mais bem preparado você estiver, mais poderá se concentrar em seu desempenho.

Tanto no mundo empresarial quanto na área de entretenimento, as pessoas têm de adquirir jogo de cintura para saber lidar com a crítica negativa. Uma crítica é a opinião de uma pessoa. É verdade que essa opinião pode ser impressa para todo mundo ver, mas ainda é a opinião de apenas uma pessoa. E opinião... bem, você sabe, todo mundo tem a sua. Nenhuma carreira será construída ou interrompida por uma crítica boa ou uma crítica ruim. Se você estiver fazendo o que gosta, coloque umas viseiras e continue dando o melhor de si.

Tipos de autossabotador

São grandes as chances de que você encontre "reincidências" nesta lista. É possível que "fere os meus sentimentos" ou "me faz sentir desmotivado" ou "não me ouve" estejam entre essas "reincidências". A boa notícia é que elas podem ajudá-lo a chegar à raiz dos problemas. Os principais tipos de autossabotador são:

- ▶ **O avestruz:** aquele que ignora o problema ou se esconde dele e acha que o problema desaparece. Para piorar, se esconde à vista de todos.
- ▶ **O urso:** aquele que intimida o problema, faz movimentos bruscos e ruge ameaçadoramente para que o problema vá embora.

26   ELEMENTOS DA SABOTAGEM

- ▶ **O gambá:** aquele que lida com o medo e a rejeição ficando na defensiva, lançando o seu "fedor" sobre as pessoas e transformando as próprias deficiências em um problema dos outros.
- ▶ **O marsupial:** aquele que prefere "se fingir de morto" a enfrentar seus medos ou erros.
- ▶ **A toupeira:** aquele que não é cego aos problemas, mas só vê aquilo que quer ver.
- ▶ **O lêmingue:** aquele que se sente mais confortável seguindo a multidão, mesmo que a multidão esteja nadando para uma gigantesca rede de pesca.
- ▶ **O salmão:** aquele que está sempre nadando rio acima, contra a correnteza, para tentar alcançar seus objetivos.
- ▶ **O esquilo:** aquele que não sabe onde estão suas "nozes".
- ▶ **O mosquito:** aquele que acha que a maneira de conquistar resultados é irritar os outros zumbindo continuamente no ouvido deles.
- ▶ **O canguru:** aquele que salta de um lado para outro sem nunca de fato realizar algo.
- ▶ **O bicho-preguiça:** aquele que "nunca está totalmente pronto" para aproveitar qualquer oportunidade que surja.
- ▶ **O porco:** aquele que acha que a aparência "não é tudo", ou, quem sabe, que é "nada" – o problema é que ela é praticamente tudo.
- ▶ **O pavão:** o oposto do porco, deixa a vaidade atrapalhar as oportunidades.
- ▶ **A besta de todos os direitos (vulgo "humano"):** você nunca verá outra "besta de direitos" no reino animal, porque um animal com direitos é um animal morto.

Você precisa tomar consciência. Você precisa ser honesto consigo mesmo sobre como está se sabotando. Você precisa entender o que é a autossabotagem e quais características de seu comportamento são elementos autossabotadores. Tudo começa com a tomada de consciência. E ler este livro já é um grande passo para se tornar alguém consciente!

PALAVRAS DE SABEDORIA
Cheryl A. Marshall
Doutora em psicologia

COMPREENDENDO A AUTOSSABOTAGEM

Por definição, sabotar significa deliberadamente destruir ou obstruir em troca de alguma vantagem – militar ou política. Mas por que alguém deliberadamente faria isso consigo mesmo?

Quando se trata de autossabotagem, o problema da definição anterior é a palavra "deliberadamente". A autossabotagem costuma ser um evento inconsciente, o que torna a cura mais simples do que você imagina. A cura para a autossabotagem é uma mente consciente, o autoconhecimento do próprio comportamento; a cura está em assumir a responsabilidade e reconhecer que, junto com o autoconhecimento do comportamento, surge também a escolha. Ao se tornar consciente e entrar em contato com o próprio comportamento, você pode fazer escolhas conscientes para deixar de sabotar a si mesmo.

Existem inúmeras maneiras de sabotar a si mesmo. A seguir, elencarei as principais formas que testemunhei em meus anos de clínica:

- ▶ **PROCRASTINAÇÃO:** atrasar ou adiar uma ação importante. Pode assumir muitas formas, inclusive chegar tarde a um lugar. Poucas coisas reforçam tanto a imagem de "Eu não sou de confiança!" quanto recorrentemente chegar atrasado.

- ▶ **PENSAMENTO NEGATIVO:** muitos autossabotadores se concentram nas questões erradas de sua vida. Em vez de celebrar o positivo, são atraídos por aquilo que está faltando, por aquilo que está errado, da mesma forma que mariposas são atraídas pela luz. E isso só atrai mais negatividade.

- ▶ **COMPARAR-SE AOS OUTROS:** quando nos comparamos aos outros, invariavelmente acabamos nos sentindo desmotivados. Sentimos que nunca seremos bons o suficiente, pois não estamos fazendo, conquistando ou alcançando o mesmo que fulano ou beltrano, o que resulta em baixa autoestima e inércia.

▶ **FALTA DE FOCO:** muitos autossabotadores se sentem à deriva porque não conseguem encontrar sentido na vida. Sem um objetivo, qual é o sentido?

▶ **ADOTAR MAUS HÁBITOS:** algumas pessoas fumam, dormem em excesso, não se exercitam ou bebem demais. Esses são comportamentos de autossabotagem que as impedem de alcançar seus objetivos.

Chegar à raiz desses problemas é o primeiro passo para atenuá-los. Lembre-se: o autoconhecimento é a ferramenta mais importante e poderosa para a mudança.

Verificação da realidade

Leia as perguntas a seguir e pense verdadeiramente sobre elas antes de respondê-las. Suas respostas vão orientá-lo sobre algumas das maneiras como você está sabotando a sua vida e ajudarão a criar diretrizes para retomar o rumo certo.

1. Você tem mais de dez itens em sua lista de tarefas? (Se não tem uma lista, pare e faça-a agora.)
2. Quando tem um grande projeto à frente, você olha para o projeto como um todo ou o divide em partes?
3. Quando tem uma grande tarefa pela frente, você se esquiva dela ou arregaça as mangas para cumpri-la?
4. Você se exime de tarefas que são opcionais?
5. Ao ser confrontado, você escuta? Você se afasta? (Ou a sua postura mais segura é ser o intimidador?)
6. O que é mais importante para você: passado, presente ou futuro?
7. Quando algo acontece com você, sua reação é imediata ou você reflete por um tempo sobre o ocorrido?

8. Você é aberto a escutar conselhos?

9. Você tem amigos e mentores tanto mais velhos quanto mais jovens? Como os escolhe?

10. Você dedica tempo a si mesmo? Em caso afirmativo, quanto?

11. As pessoas o procuram para pedir conselho?

12. As pessoas estão abertas a trabalhar com você?

Vamos agora analisar uma pergunta de cada vez:

1. Você tem mais de dez itens em sua lista de tarefas?

Caso tenha respondido afirmativamente, você está se autossabotando. Em sua lista de afazeres, escreva aqueles que são fora do comum. "Buscar os filhos na escola", "guardar a roupa" e "preparar o jantar" não precisam constar em uma lista de tarefas. Essa lista é para coisas fora do cotidiano, como "levar as inscrições para o acampamento" ou "comprar o presente de aniversário de Annie". As pessoas exageram a lista e nunca conseguem executar tudo, o que só gera frustração. Simplifique.

2. Quando tem um grande projeto à frente, você olha para o projeto como um todo ou o divide em partes?

Caso tenha respondido "tento lidar com tudo de uma vez", você provavelmente está se autossabotando. A única maneira de absorver adequadamente um grande projeto é dividi-lo em partes e abordá-las uma a uma. Dê passos pequenos. Caso contrário, você apenas se sobrecarregará e, provavelmente, começará a procrastinar e adotar outras atitudes negativas – mais grave: deixará de realizar o projeto.

3. Quando tem uma grande tarefa pela frente, você se esquiva dela ou arregaça as mangas para cumpri-la?

Caso tenha respondido que se esquiva, ou seja, que adia o assunto, você está se autossabotando. A frase "Você pode fazer qualquer coisa que colocar em sua mente" é verdadeira, mas muito simplista. Sim, você pode superar grandes obstáculos e pode ter dificuldade para enfrentar obstáculos assustadores e desgastantes. Mas, como mencionado, você precisa dividir o obstáculo em partes.

30 ELEMENTOS DA SABOTAGEM

Em vez de se esquivar de algo que precisa ser feito, disseque-o. Além de fazer o projeto parecer mais gerenciável, você passará a conhecê-lo melhor, ganhará mais intimidade com ele – o que aumentará a probabilidade de sucesso.

4. **Você se exime de tarefas que são opcionais?**

Caso tenha respondido "sim", ou seja, que você, por exemplo, não assiste a aulas ou a seminários extras ou não participa de uma reunião que poderia lhe oferecer informações valiosas se a sua presença não for obrigatória, você está se autossabotando. Se não estiver pronto ou não for capaz de perguntar a si mesmo: "O que eu tenho a ganhar com isso?", pergunte-se ao menos: "O que eu tenho a perder?". Se você se esforçar mais, sempre conseguirá progredir. Seu progresso pode não ser reconhecido de imediato, mas, quanto mais você agregar, mais terá a oferecer.

5. **Ao ser confrontado, você escuta? Você se afasta? (Ou a sua postura mais segura é ser o intimidador?)**

Caso tenda a se afastar da confrontação ou explodir, você está se autossabotando. Vamos analisar essa característica mais profundamente no Capítulo 3, mas você ficaria surpreso ao saber quantos conflitos podem ser resolvidos de forma rápida e indolor apenas mantendo-se a calma.

6. **O que é mais importante para você: passado, presente ou futuro?**

Caso tenha respondido "passado" ou "futuro", você está se autossabotando. Você não pode mudar o passado; você não pode controlar o futuro. O que você pode fazer é ficar de olho no prêmio que se encontra ao final da estrada para permanecer estimulado e engajado. Porém, é preciso manter o foco no presente para conseguir dar um passo de cada vez. Onde você está *neste exato momento*? Defina. Sinta. Compreenda. Concentre-se no aqui e agora.

7. **Quando algo acontece com você, sua reação é imediata ou você reflete por um tempo sobre o ocorrido?**

Caso reaja imediatamente, de forma impulsiva ou intempestiva, você provavelmente está se autossabotando, sobretudo se agir no calor da emoção. Em geral, depois que a tempestade passa, as coisas se mostram menos ruins do que pareciam a princípio. Reaja sem pensar, e você acabará fechando muitas portas.

8. Você é aberto a escutar conselhos?

Escutar um conselho não significa que você necessariamente precise aceitá-lo, mas abrir-se a outras opiniões e percepções é importante para encontrar soluções. Caso simplesmente bloqueie a opinião de todo mundo, exceto a sua, você está se autossabotando. É importante permitir que as informações cheguem e saber filtrá-las.

9. Você tem amigos e mentores tanto mais velhos quanto mais jovens? Como os escolhe?

Se ouvir apenas as pessoas mais velhas, você perderá uma riqueza de informações sobre os avanços que estão sendo estudados há bastante tempo, desde que você deixou as salas de aula. Caso não tenha mentores de todas as faixas etárias, você provavelmente está se autossabotando.

10. Você dedica tempo a si mesmo? Em caso afirmativo, quanto?

Caso não tenha tempo nenhum para si, você nunca saberá quem é, do que precisa para ser feliz e do que precisa para realizar os seus sonhos. Caso não dedique tempo nenhum, ou dedique um tempo muito curto, para ficar sozinho e pensar, você está se autossabotando.

11. As pessoas o procuram para pedir conselho?

Caso ninguém pergunte a sua opinião sobre nada, é um sinal bastante claro de que as pessoas acham que você é confuso ou totalmente inacessível. Naturalmente, os dois casos são de autossabotagem! O estado de confusão é obviamente uma autossabotagem, e o fato de as pessoas sentirem que não podem se aproximar de você pode prejudicá-lo de muitas formas.

12. As pessoas estão abertas a trabalhar com você?

Esse ponto acompanha o anterior. Se as pessoas não estão abertas a trabalhar com você, se elas o consideram ou improdutivo, ou intimidador, ou desagradável, ou confuso, ou desorganizado, ou rude, ou… a lista pode ser infinita… se ninguém quer pertencer à sua equipe, você precisa descobrir por quê. E você precisa mudar!

PALAVRAS DE SABEDORIA

Cathy Russell
Atriz/professora/empresária

AUTOSSABOTAGEM

Já me envolvi muitas vezes com pessoas que se autossabotam, mas nunca sabotei a mim mesma conscientemente. Eu me esforço muito para não fazê-lo. Quando alguém me dá uma oportunidade, eu a agarro. Eu não me permito me autossabotar.

Quando vejo as pessoas se autossabotando – meus alunos, meus amigos ou minha família –, eu digo: "Pare com isso! Pare com isso já!". Quando tem alguém na aula que não decorou a fala e a está lendo em um celular, eu chamo a atenção dessa pessoa: "Por que você está lendo a fala no celular? Você não sabe que não pode fazer isso? Estude o material. Senão depois você dirá a si mesmo: 'O diretor de elenco não gostou de mim porque eu li a minha fala no celular.'" Quando percebo que uma pessoa está se autossabotando, eu grito com ela.

Quem pode ajudar?

Cathy Russell faz questão de apontar para seus alunos quando eles estão se autossabotando; eles podem aceitar ou não ouvi-la e agir de acordo com o conselho que ela deu, para então decidir se vão ou não progredir. São as pessoas abertas a escutar, as pessoas que conseguem aceitar críticas com dignidade e que trabalham para progredir e corrigir deficiências que obtêm sucesso. Já as pessoas que se fecham para críticas construtivas, que dizem "sinto muito" o tempo todo, que ficam na defensiva ou magoadas, que desmoronam ao ouvir que o que fazem não é totalmente perfeito, os chamados "avestruzes", não obtêm sucesso.

Não me interprete mal. Definitivamente, não estou dizendo que é necessário escutar tudo o que qualquer pessoa diz a respeito do que você precisa corrigir sobre si mesmo e seguir esse conselho à risca. Isso nunca funcionaria. O que estou dizendo é que você precisa construir uma rede de pessoas em quem confia, que sejam honestas com você sem serem cruéis, que queiram o seu sucesso e que não tenham nada a ganhar ou a perder se você subir ou cair. Você precisa estar disposto a ouvir o que elas dizem e se esforçar para agir de acordo.

Aprofundarei mais esse assunto à medida que avançarmos no livro. Conheço pessoas assim, a quem chamo de "amigos SPARC". Trata-se de um jogo de palavras[3], pois essas pessoas provocam uma centelha para que eu seja melhor. Mas SPARC realmente significa:

Estratégia (**S**trategy)
Propósito (**P**urpose)
Análise (**A**nalysis)
Ensaio (**R**ehearsal)
Compromisso (**C**ommitment)

Esses cinco conceitos são ferramentas essenciais para combater a autossabotagem e podem ser obtidos com a ajuda de um "amigo". Ao mesmo tempo que essa pessoa ajuda você, você também pode ajudar essa pessoa.

Não ter pessoas em sua vida com quem você possa compartilhar ideias honestamente é um gigantesco meio de se autossabotar. Você conhece a frase "Ninguém é uma ilha". O mundo é grande, cheio de opiniões e percepções. Não é possível ser objetivo a respeito de si mesmo e da forma como você enfrenta o mundo. Se acredita ser o melhor juiz de si, você provavelmente está praticando a autossabotagem.

Não manter o rumo

Desistir é uma bela maneira de sabotar a si mesmo. As pessoas tentam fazer algo uma vez e, quando não dá certo, desistem para sempre. Conheço muitas pessoas assim.

---

[3] A autora usa aqui a metáfora de uma centelha ou faísca (*spark*, em inglês). [N. da T.]

Conheço uma mulher cujo maior sonho era ter o seu romance publicado. Ela trabalhou nisso por sete anos. Escolheu a dedo sete agentes aos quais enviou o livro – agentes que ela pesquisou e que acreditou que seriam os melhores para representá-la, que iriam realmente aceitá-la e apoiá-la. Quando esses sete agentes a rejeitaram, por razões diversas, por já estarem com uma lista muito grande de clientes ou por não terem se identificado com os personagens do livro, ela desistiu. Colocou o romance na gaveta e nunca mais o tirou de lá.

Perdedora.

Conheço um homem que decidiu que queria voltar a estudar e tirar o diploma de engenharia que não tinha conseguido quando era mais novo por causa das despesas para sustentar a família. Quando os filhos cresceram, ele finalmente teve a chance de pegar o touro pelos chifres e voltar a estudar para conseguir um emprego melhor. No primeiro semestre, tirou D em física. Resultado: abandonou novamente a universidade.

Perdedor.

Fique atento às histórias "Por que não?" que você encontrará ao longo deste livro para descobrir o que fazem os vencedores.

PALAVRAS DE SABEDORIA
Gee Rittenhouse, ph.D.

Vice-presidente e gerente geral da Cloud and Virtualization da Cisco

NÃO COMEMORE ANTES DA HORA

Meu principal trabalho é manter meu pessoal focado nos objetivos de longo prazo e animado e envolvido nos objetivos de curto prazo. Mas o aspecto mais importante é fazer a equipe se sentir sempre desafiada. Quando se tem um objetivo brilhante de longo prazo, as pessoas ficam muito animadas com ele e acreditam já ter obtido sucesso com apenas 25% do caminho percorrido; em seguida, perdem o rumo. "Olhe até onde chegamos! Não é incrível?! Nós somos fantásticos! Isto é o máximo!" Há sempre essa pressão implícita para relaxar. Nós conseguimos realizar algo; agora, vamos relaxar. Nesse momento é que a complacência se instala. Comemore a realização, mas mantenha a equipe focada na meta final, para que ela continue trabalhando nos objetivos.

Conclusão

Agora que você sabe em que ponto está e que há meios para mudar a tendência à autossabotagem, é hora de agir. Não importa a sua idade ou como trilhou os seus caminhos até aqui, você ainda pode fazer a diferença na sua vida.

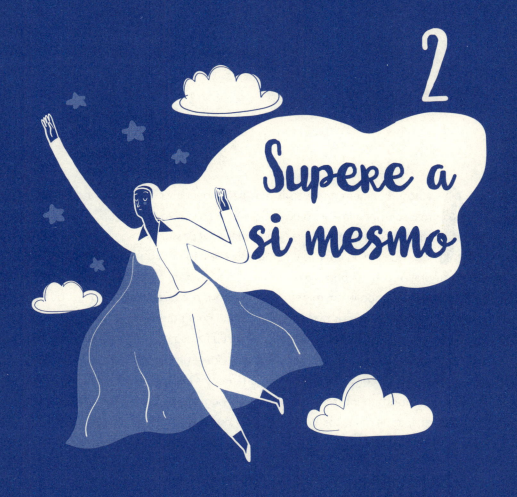

2
Supere a si mesmo

Suas crenças se tornam seus pensamentos;
Seus pensamentos se tornam suas palavras;
Suas palavras se tornam suas ações;
Suas ações se tornam seus hábitos.
Seus hábitos se tornam seus valores;
Seus valores se tornam seu destino.

Oscar Wilde

A autossabotagem é universal, mas não é definitiva. Ela pode ser corrigida, mas solucioná-la é um processo. Se estiver disposto a pôr as mãos na massa, você conseguirá revertê-la e começará a viver a vida que sempre quis – uma vida que lhe dê energia e combustível, e não uma que o esgote, extenue e desmoralize. E ainda pode se divertir ao longo do caminho.

Eu me autossabotei em minha carreira – todos nós fazemos isso. Porém, quando me permiti encarar os problemas, consegui enfrentá-los. Uma vez que enxerguei a mim mesma, fui capaz de me superar. Eu fiz isso, e você também pode.

A superação acontece com pequenos passos – um dia de cada vez. Começa com a tomada de consciência dos comportamentos e com a aceitação e o controle desses comportamentos. Quando você consegue admiti-los e reconhecê-los, torna-se capaz de mudá-los. Você não pode mudar algo que não controla.

PALAVRAS DE SABEDORIA

Rob Sedgwick
Ator/professor/roteirista de cinema e televisão

DO QUE REALMENTE SE TRATA

Quando vejo alguém atirando no próprio pé, aconselho essa pessoa a desligar o cérebro, pois tudo o que este lhe diz é: "Você é gordo, estúpido, feio, burro, não consegue fazer nada". É realmente isso o que o cérebro dessa pessoa faz. É importante se respeitar, realizar o trabalho e estar preparado.

Um de nossos alunos pagou uma fortuna por um treinamento para teste de elenco. Ele cancelou dois compromissos comigo com menos de 24 horas de antecedência. Por isso, ele não estava preparado, e eu chamei sua atenção. Ao voltar, em outro dia, ele foi perfeito e ficou muito grato por eu tê-lo orientado.

Contei a ele que, quando eu era mais jovem, um dia bebi e cheguei atrasado e despreparado para o trabalho. O cara que estava no comando do teatro me disse: "Vou deixar passar desta vez, mas lembre-se: uma vez é um erro, duas já é um péssimo hábito. Nunca mais repita isso".

Eu sei tudo sobre autossabotagem. Estou sóbrio há quase dezenove anos, algo que credito em grande parte ao Alcoólicos Anônimos. O AA salvou minha vida. Ele me deu um lugar para conversar, receber apoio e traçar um plano.

O fato é que você pode deixar a bebida de lado; e isso é só o começo – você precisa lidar com todas as suas falhas de caráter.

Sou grato por estar trabalhando. Ensinar me enriquece. Nós amamos nossos alunos na Sedgwick Russell. Recebemos noventa alunos a cada seis semanas e continuamos crescendo.

Chegando à raiz dos problemas

No capítulo anterior, tomamos consciência dos nossos elementos internos que são desencadeadores da autossabotagem – aqueles aspectos de nós mesmos que não nos fazem nenhum bem. No entanto, a forma como a sabotagem se manifesta e a raiz da sabotagem são coisas diferentes. Para Rob Sedgwick, o álcool era apenas parte do problema. Foi o que trouxe à tona o verdadeiro problema – a forma óbvia como ele estava prejudicando a si mesmo e a sua carreira. Contudo, o motivo para beber, as falhas de caráter que o levaram à bebedeira, estava na raiz dos problemas.

Encare isso como uma situação médica. Você pode identificar e tratar os sintomas (não progredir, não ser respeitado pelos colegas, não ser ouvido nas reuniões, não ser contratado), mas isso não faz a "doença" desaparecer. Você pode tentar ser menos arrogante, se sentir menos "no direito", ser menos tímido, menos temeroso. A menos

40 ELEMENTOS DA SABOTAGEM

que você alcance a raiz dessas questões, a menos que você entenda e cure a "doença", você não conseguirá dar força a si mesmo.

Para superar a autossabotagem, é preciso superar a si mesmo, é preciso parar de dar desculpas. Por exemplo, vivemos em um mundo cheio de preconceitos – de raça, sexo, idade. Por mais que tentemos lutar contra isso, esses comportamentos são a triste realidade. Você terá de superar isso. Terá de trabalhar com isso ao seu redor. Você não pode mais usar nenhum tipo de preconceito como muleta ou escudo. Esteja ciente de que esses preconceitos existem e crie estratégias para viver com isso. Você não pode se reinventar fora desses preconceitos ou tentando fugir deles, mas pode se reinventar em torno deles. Você precisará viver com isso.

Este livro não foi concebido para analisá-lo psicologicamente. Isso seria um processo muito específico e individual. Eu atuo como *coach*, não como psiquiatra, mas já orientei psiquiatras para ajudá-los a se superar e se reinventar.

Siga em frente e deixe para lá

Saiba que algumas pessoas de sua vida não vão apoiá-lo. Algumas delas podem denegri-lo, ridicularizá-lo e até tentar atrapalhá-lo. Elas podem mentir e dizer que você é perfeito exatamente do jeito que você é. Neste capítulo, faremos um exercício para identificar pessoas tóxica; e, posteriormente, falaremos sobre como se livrar delas.

Agora, basta saber que nem todo mundo apoiará o seu plano de se reinventar e de se aprimorar. Algumas pessoas agirão de forma invejosa; outras agirão movidas pela sensação de medo de que, caso melhore, você ficará bom demais para elas e, assim, elas o acabarão perdendo. Seja qual for o caso, isso não pode detê-lo. Você precisa seguir em frente com a sua reinvenção. Como disse o dr. Seuss: "Aqueles que se importam não importam, e aqueles que importam não se importam". Mantenha essa frase como seu mantra enquanto segue adiante.

Prender-se às coisas é humano, e às vezes funciona a nosso favor. Alimentar relações profissionais do passado é um grande exemplo disso. É possível que você não esteja mais trabalhando em uma empresa há cinco, quinze ou trinta anos, mas mantenha contatos daquele período. Se essas relações forem positivas, estimulantes, ótimo. Incentivo que você continue com elas. Se não são, deixe para lá.

Supere a si mesmo 41

Às vezes nos prendemos às pessoas por um sentimento de obrigação. Minha cliente Martha estava em uma situação assim, e seu senso equivocado de obrigação e dever quase arruinou sua carreira.

Martha iniciou sua carreira em relações públicas no início da década de 1990, na época em que o fax era uma novidade emocionante para a comunicação eletrônica. A mídia ainda não existia, mas, caso existisse, teria a ver com membros da imprensa que fossem amigos e descolados.

Tendo acabado de se formar na faculdade, Martha não se sentia particularmente "sociável". Ela era tímida e estava assustada. Na verdade, estava tão assustada que mal falava com as pessoas. Nunca se sentiu confortável nesse ambiente; sempre tinha a impressão de que as outras assistentes estavam cochichando sobre ela pelas costas – o que era especialmente prejudicial, pois precisava da ajuda delas, já que eram as pessoas a quem deveria recorrer se tivesse dúvidas.

Um dia, quando Martha estava mexendo na máquina de xerox, Jane, uma das assistentes mais antigas, se aproximou e percebeu que ela estava tendo dificuldades, sem que Martha precisasse pedir ajuda. Em pouco tempo, Martha aprendeu todos os macetes da máquina e tudo sobre a empresa. Acabou fazendo também uma nova amiga. Depois disso, por muito tempo, ela manteve em sua mente e em seu coração que, se não tivesse sido por Jane, teria perdido o emprego.

Essa lealdade quase custou a carreira de Martha.

Com o passar do tempo, ela foi tendo um bom desempenho na empresa, recebendo pequenos aumentos e vantagens especiais, como recompensa pelo esforço extra. Jane, por sua vez, parecia se dar bem com o *status quo*. Querendo manter sua amizade, Martha por vezes acabou recusando projetos especiais, para não ofuscar Jane. Com isso, outras pessoas da empresa evoluíram, e Martha não.

Ela finalmente teve chance de se tornar uma executiva e quase estragou tudo quando Jane disse a ela: "Estou aqui há mais tempo que você! Eu é que deveria ser promovida!". Martha sentiu que não podia discutir com ela, pois, se não tivesse sido por Jane, estaria na rua. Então, dirigiu-se a seu chefe e recusou a promoção, na esperança de que, com a sua recusa, Jane recebesse o cargo.

O cargo não apenas não foi oferecido a Jane, tendo sido ocupado por alguém que trabalhava na empresa havia apenas poucos meses, como o "brilho" que os chefes viam em Martha começou a se desgastar. Se antes a consideravam uma pessoa de elevado potencial, com motivação e posições a assumir, agora a viam como alguém que estava apenas "ocupando uma cadeira" na empresa, assim como Jane.

Somente quando Martha saiu da empresa e deixou de ser tão camarada com um "peso morto" como Jane é que começou a progredir na carreira. Lição aprendida.

Lembre-se: a lealdade é uma virtude. Mas a lealdade para com alguém que talvez não a mereça pode ser uma armadilha profissional fatal. Só porque uma pessoa o ajudou uma vez, não significa que você estará em dívida com ela para sempre.

Martha não é a primeira pessoa a entrar numa situação assim e não será a última. Como seres humanos, sentimos lealdade e obrigação para com os outros por muito tempo depois de o "prazo de validade" dessa lealdade de obrigação já ter expirado. Quanto mais seguramos os blocos de cimento que nos puxam para baixo, mais afundamos, quando deveríamos estar nadando.

Plano de desintoxicação de peso morto

Isto é algo que você fará ao longo de sua vida. Vamos começar selecionando cinco pessoas importantes em sua vida. Escolha uma pessoa para cada uma das áreas:

1. Família;
2. Amigos;
3. Vida profissional;
4. *Hobby* ou passatempo;
5. Comunidade.

Abra o diário e escreva cada nome no topo de uma página em branco. Agora concentre-se em cada um individualmente:

- ▶ Liste cinco coisas que você gosta nessa pessoa.
- ▶ Liste cinco coisas que você não gosta nessa pessoa.
- ▶ Como você se sente antes de encontrar essa pessoa?
- ▶ Como você se sente depois de encontrar essa pessoa?
- ▶ Você pode contar tudo para essa pessoa?
- ▶ Como essa pessoa enriquece a sua vida? Você consegue se lembrar de exemplos específicos?

▶ Essa pessoa prejudica você? Tente novamente se lembrar de exemplos específicos.

É extremamente importante ser honesto nesse exercício. Considere isso apenas uma exploração, por enquanto. Se o resultado revelar que sua vida seria melhor sem uma dessas pessoas você não precisa despejá-la de sua convivência hoje ou qualquer outro dia. Minha esperança é de que, ao ver no papel quem em sua vida tem ou não "qualidade", você passe a oferecer mais de seu tempo e de si mesmo às pessoas que têm qualidade e sacrifique menos de seu tempo e de si mesmo quando tiver de tolerar os outros. Apenas por estarem próximas, pessoas tóxicas sabotam você e o ajudam na autossabotagem. Não se envolva na energia delas.

Repita esse exercício pelo menos uma vez por semana, conforme for encontrando seus contatos e conhecidos, e tenha uma ideia melhor de quem deve manter por perto e quem deve seriamente considerar cortar de seu círculo.

E se o "peso morto" for você?

Não é apenas você que se sabota apegando-se a relacionamentos que já estão com o prazo de validade vencido. Às vezes, por motivos inopinados, que não têm nada a ver com você, você se torna a relação com prazo vencido. Isso nos leva a alguns pontos muito importantes:

1. Nem todos os relacionamentos que você precisa abandonar são tóxicos;
2. Nem todas as pessoas de quem você precisa se afastar são catalisadoras de sua queda;
3. Às vezes, a forma como as pessoas estão dispostas ao redor de você não é o melhor para elas;
4. Se você for considerado um "peso morto" por outra pessoa, isso nem sempre tem a ver com você (às vezes, sim, mas, na maior parte das vezes não).

O que isso significa? Veja o caso de Martha e Jane. Jane não era má pessoa, nem era particularmente tóxica. O problema desse relacionamento era que essas mulheres estavam atuando em marchas completamente diferentes.

Você se lembra de quando eu disse que ser comum é uma opção? O fato de alguém não querer prosperar não faz dele uma má pessoa. No entanto, caso você queira ter sucesso, uma pessoa assim não é compatível com você.

E você nem sempre é compatível com outras pessoas. Isso não faz de você uma pessoa má ou tóxica; as coisas são o que são. O problema é que, às vezes, quando nossas relações terminam, e não por nossa iniciativa, encaramos como algo pessoal. Ficamos obcecados em relação a isso. Quando o fazemos, estamos sabotando a nós mesmos. Não torne as coisas pessoais. Não fique obcecado nisso.

Não é porque uma pessoa quer que você fique fora da vida dela que isso significa que se trata de um problema com você. Um dos melhores presentes que você pode dar a si mesmo é deixar de ser o "centro do universo" e passar a se enxergar como um elemento dentro dele.

Alguém não quer se associar a você? Ok. Coloque seus sentimentos feridos de lado. Achar que tudo tem a ver com você é sinal de narcisismo – uma das principais palavras que exprimem a autossabotagem.

Não há problema nenhum em lamentar a perda de um sócio ou de um amigo. Tudo bem se sentir mal por um curto período de tempo. Mas você precisa estabelecer um prazo para isso. Estabeleça um cronômetro real. Talvez você precise começar com trinta minutos, quando a dor é recente; talvez uma hora. Separe esse tempo durante o dia e gradualmente diminua o período em que se concentrará nisso. Quando o cronômetro zerar, o mesmo deve acontecer com o seu pesar. Ao toque do alarme, você para.

Lamente-se, lamente-se bastante e, então, siga em frente. Chafurdar no pesar ou em qualquer coisa, é autossabotagem, e você precisa pôr fim a isso.

PALAVRAS DE SABEDORIA

Sharon Halley
Dançarina/coreógrafa da Broadway

ACEITE CONSELHOS!

Durante minha longa carreira, primeiro como dançarina, depois como co-reógrafa, notei que as pessoas costumam atirar no próprio pé e não chegar a lugar nenhum. Por exemplo, há pessoas que não vão a toda e qualquer audição. Existem artistas que não tentam fazer o que você pede que façam – eles simplesmente dizem: "Não consigo", e fim de papo. Existem homens que são muito femininos quando dançam e mulheres que não são tão femininas quando dançam. Tenho constatado tudo isso, e são situações mortais.

Para que eu possa ajudar os dançarinos a quebrar o seu ciclo de sabotagem, é preciso que eles deem o primeiro passo. Se eles perguntam: "O que fiz de errado?", eu serei o mais honesta que puder sobre como não alcançaram o nível desejado e o que poderiam fazer para melhorar. Eu nunca tomo a iniciativa de oferecer conselhos, mas aconselho quando me solicitam.

Um dos conselhos que dou para as pessoas evoluírem é adquirir o máximo de experiência que puderem e ir ao maior número possível de audições. Além disso, eu as incentivo a tomar consciência do que está além delas mesmas. Eu digo que a coisa mais importante é enxergar os outros ao seu redor, não com um olhar crítico, mas de forma observadora. Tome nota de como as pessoas reagem a vários estímulos. Você pode aprender muito com isso. Você também deve sempre tentar, não importa o que é solicitado; apenas tente e dê realmente tudo de si. Caso não entenda o que está sendo solicitado, faça perguntas.

Substitua lixo por modelos

Conforme avaliar os seus círculos de relacionamentos e começar a selecionar quem merece seu amor e seu tempo, você estará se abrindo para procurar novas pessoas a quem se ligar – pessoas que fortalecerão a sua experiência de vida, em vez de sugá-la até secar.

Mantenha os olhos e a mente abertos a todas as pessoas: mais jovens ou mais velhas, do mesmo sexo ou do oposto, da mesma raça ou de outra, homossexuais, heterossexuais, todo mundo. Os únicos parâmetros que deve ter nessa exploração é que você está buscando pessoas que o inspirem; pessoas que façam você se sentir melhor sobre ser você mesmo, sobre sua vida e suas escolhas, e sobre as escolhas que você quer fazer; pessoas que o ajudem a manter-se positivo.

46 ELEMENTOS DA SABOTAGEM

Voltemos ao SPARC:

Estratégia (*Strategy*)
Propósito (*Purpose*)
Análise (*Analysis*)
Ensaio (*Rehearsal*)
Compromisso (*Commitment*)

Você buscará pessoas que possam ajudá-lo em sua jornada para se tornar um eu mais eficaz; você buscará pessoas que valem a pena em sua vida e para estarem ao seu lado. Você procurará pessoas com quem possa "sangrar" junto – pessoas na frente de quem você possa ter um colapso, que sejam capazes de demonstrar compaixão, pessoas em quem você possa realmente confiar.

Um amigo SPARC deve ser alguém que não tenha nenhum tipo de concorrência com você. Deve ser alguém próximo, talvez um primo, um amigo, um ex-colega de trabalho ou um cunhado. Irmãos, cônjuges/parceiros e pais geralmente não são os melhores amigos SPARC, pois o relacionamento com essas pessoas pode ser próximo demais para ser adequadamente objetivo, mas cada caso é um caso. O amigo SPARC deve ser uma pessoa com quem você se sinta confortável o suficiente para falar francamente, uma pessoa para quem você possa dizer "basta" quando estiver se sentindo sufocado por seus conselhos.

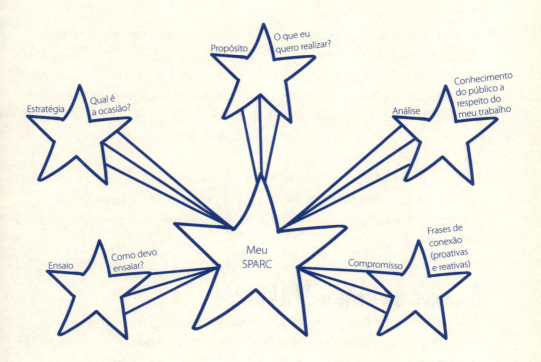

Um amigo SPARC o ajuda com a *estratégia*. Ao ouvir, ponderar as coisas e fazer perguntas abertas (ver o Capítulo 7 para saber como), essa pessoa pode ajudá-lo a formular o seu plano de reinvenção.

Um amigo SPARC o ajuda com o *propósito*. Você sabe para onde está indo? Provavelmente não, e é por isso que você desembarcou nessa situação de autossabotagem. Um amigo SPARC pode ajudá-lo a descobrir o que está acontecendo ao fazer perguntas difíceis e ao incentivá-lo a ser honesto nas respostas.

Um amigo SPARC o ajuda com a *análise*. Isso não é como uma análise freudiana. O amigo SPARC não é seu psiquiatra. Na verdade, ele ou ela o ajuda com a análise de suas opções para descobrir quais são as mais positivas para você.

Um amigo SPARC o ajuda com o *ensaio* – no sentido de que se trata de uma pessoa que não só o ajudará a planejar sua jornada como também praticará junto enquanto você vai ficando mais confiante para encontrar o seu caminho.

Um amigo SPARC o ajuda na conexão com o seu plano de reinvenção e, em seguida, o auxilia a assumir um *compromisso* com esse plano. Você precisa perder peso? Ele ou ela tentará lembrá-lo disso, mantendo-o no caminho, gentilmente

48 ELEMENTOS DA SABOTAGEM

rememorando qual era a sua intenção quando pegá-lo inadvertidamente comendo outro pedaço de bolo.

Um amigo SPARC deve ser alguém com quem você compartilha princípios fundamentais, alguém que também seja capaz de colocar de lado os próprios problemas para ajudá-lo a pensar nos seus. É uma pessoa que pode ajudá-lo a encontrar aquilo que está faltando em você. O amigo SPARC é aquele que consulta o mapa enquanto você dirige.

Em um mundo ideal, um relacionamento SPARC é recíproco, mas, por vezes, ele não funciona dessa maneira. Isso não é um problema, desde que exista uma abertura e um acordo. Você não gosta de sentir que alguém está se aproveitando de você, não é?

A conversa com o SPARC

Às vezes, começar é a parte mais difícil; por isso, seguem algumas perguntas abertas que você pode sugerir que seu amigo SPARC pergunte a você. (Observação: perguntas com "quem", "o quê", "onde", "quando", "por que" e "como" provocam uma resposta mais completa, e não apenas um "sim" ou um "não".)

PERGUNTE: O que você está tentando alcançar?
EM VEZ DE: É isso que você está tentando alcançar?

PERGUNTE: O que você aprendeu com esse curso on-line?
EM VEZ DE: Você gostou do curso on-line?

PERGUNTE: Como você comunicará o seu plano?
EM VEZ DE: Quando você comunicará o seu plano?

PERGUNTE: Qual é o seu panorama?
EM VEZ DE: Você tem um prazo?

PERGUNTE: Onde você quer estar daqui a um ano?
EM VEZ DE: Você quer estar na empresa X no próximo ano?

PERGUNTE: Quem estará em sua lista para o desenvolvimento de competências?
EM VEZ DE: Jane está em sua lista?

Quando pedir ajuda ao seu amigo SPARC, seja o mais específico possível. Lembre-se: o seu amigo está prestando a você um serviço gratuito porque ele ou ela é seu aliado. Respeite o fato de que essa atitude do amigo SPARC é um favor para você.

Exemplos:

- Eu preciso de orientação para comunicar meu descontentamento para alguém que continuamente:
  - faz eu me sentir mal em relação a mim mesmo;
  - tenta contestar tudo o que eu digo e tirar vantagem de mim;
  - não está disponível emocionalmente.
- Com quem você acha que eu deveria falar, além de um terapeuta, sobre a minha dificuldade?
- Quais livros, palestras, manuais on-line você conhece que poderiam me ajudar?

Entraremos em mais detalhes sobre uma comunicação clara no Capítulo 7, mas este é um bom começo para saber como se comunicar de modo eficaz com os outros.

PALAVRAS DE SABEDORIA
Deborah McCarthy
Diretora da Results Delivery Organization da Alcatel-Lucent

EU ME ABRO PARA OS OUTROS

O compromisso e o apoio de longo prazo de meus mentores têm me ajudado a crescer e me manter ancorada na realidade. Eles são os meus torcedores ou *coaches* mais rígidos, quando precisam ser. Tenho tido muita sorte e ao longo do tempo construí uma rede de contatos que influenciou e moldou minhas opiniões e escolhas. A verdade vinda de uma fonte confiável, que tem apenas o meu melhor interesse em mente, é uma dádiva rara. Em troca, eu tento ser a torcedora e a *coach* deles.

Eles estão sempre presentes nos meus momentos mais difíceis, proporcionando incentivo e apoio. Quando estou prestes a me jogar de um penhasco, o que acontece de vez em quando, eles estão lá para me alertar ou para me curar antes que eu salte. Assim como em um casamento, eles estão lá nos bons momentos, nos maus momentos e, às vezes, até nos momentos de diversão.

À procura do amigo SPARC

Assim que tiver feito algum progresso na listagem das pessoas que o incentivam e das que o desestimulam, você deve começar a procurar possíveis amigos SPARC no grupo das pessoas que enriquecem a sua vida.

Um amigo SPARC deve ser:

- ▶ Positivo
- ▶ Mente aberta
- ▶ Versátil
- ▶ Bom ouvinte
- ▶ Alguém que não prejulgue
- ▶ Objetivo
- ▶ Compassivo
- ▶ Divertido
- ▶ Alguém que você goste de ter por perto

Você conhece alguém que pode ser descrito pela maioria ou, quem sabe, por todas essas palavras? Continue reportando-se ao seu diário enquanto decide quem é digno de ser seu amigo SPARC – e também para quem você poderia ser um bom amigo.

Não se trata apenas das pessoas

Vários anos atrás, decidi vender minha casa, uma casa bastante espaçosa, e mudar para um apartamento que era uma fração (uma pequena fração) do espaço de vida com o qual havia me acostumado por mais de vinte anos. A mudança foi importante para mim. Eu queria estar mais perto da cena teatral que representou metade da minha carreira. Eu sabia que a proximidade e a energia de Manhattan seriam ótimas para mim, que dariam um verdadeiro impulso nessa parte de minha vida.

O problema, porém, foi: como guardar todas as minhas coisas em um espaço tão menor? Claro que eu não conseguiria trazer tudo comigo, o que também era um problema. Alguns anos naquela casa haviam sido maravilhosos, e outros, trágicos. Aquele era o momento de me desligar do passado, e uma ótima maneira de fazer isso, para mim e para todo mundo, seria me separando dos "objetos".

O bom em relação aos objetos é que eles são tangíveis. Embora não seja fácil se separar da dor que você sente em função de um divórcio ou de outra perda ou rejeição – pois você não consegue segurar essa dor na mão –, você pode segurar coisas materiais na mão e entregá-las a outra pessoa.

Armada com *A Guide to Quality, Taste and Style*[4], de Tim Gunn, reavaliei meus pertences e doei ou vendi mais de 90% do que tinha. Foi doloroso; foi atroz. Mas, depois que a poeira baixou, e tendo ficado com muito menos objetos para serem espanados, foi libertador.

No entanto, quer se trate de pessoas, objetos ou comportamentos, muitas pessoas caminham por aí arrastando bastante peso morto. Enquanto estamos presos em manter todos esses objetos desnecessários conosco, perdemos oportunidades de recolher e carregar coisas melhores – melhores oportunidades, melhores relacionamentos, uma vida melhor por meio do desapego.

---

[4] Um guia de qualidade, bom gosto e estilo. [N. da T.]

PALAVRAS DE SABEDORIA

James Gerth
Coach *de comunicação/diretor de teatro*

NÃO SEJA O SEU PRÓPRIO EMPECILHO

Arrumamos muitas desculpas para o fracasso: "Pisei no meu próprio calo", "Meti os pés pelas mãos", "Eu fui meu pior inimigo", "Eu me empolguei demais", "Eu me atrapalhei". Na maioria das vezes, esses sentimentos negativos são profecias autorrealizáveis. Já vi isso inúmeras vezes em minhas duas carreiras, como ator e como *coach* de comunicação. Certamente também vivenciei isso pessoalmente em ambas as áreas. Aprendi com os meus erros.

Para a maioria dos atores, a parte mais estressante da atividade são os testes de elenco. Você precisa exibir, diante de estranhos, todos os possíveis talentos que possua, moldar esses talentos para se ajustar a um determinado trabalho, e fazer isso melhor do que os outros quatrocentos atores que estão do lado de fora da porta ouvindo e esperando para fazer melhor do que você. Se isso não bastasse, você não tem mais do que três minutos ou, em alguns casos, apenas trinta segundos.

Desde que me tornei ator, há quatro décadas, centenas de milhares de atores saíram de audições e disseram para si mesmos: "Eu não entendo; alcancei aquela nota no chuveiro cem vezes. Por que não consegui alcançar a nota lá dentro?". Ou: "Eu estava com medo de errar a letra e tinha razão. Errei. Por que estraguei tudo?".

A resposta é muito simples: você mesmo se forçou a isso. O cérebro humano é muito poderoso. Você pode usá-lo para obter um grande sucesso ou um grande fracasso. Basta estar comprometido com aquilo que você quer. Por mais que queira ter sucesso, se você não se concentrar nesse sucesso como um resultado possível, acaba deixando margem para dúvidas. São essas dúvidas que fazem você meter os pés pelas mãos. A audição não é diferente de uma venda ou de uma entrevista de emprego, em que o seu público decide em praticamente trinta segundos se vai aprová-lo.

Em relação às habilidades de comunicação, alguns clientes que treinei dizem: "Quando falo diante de grupos, eu sei que vou ficar nervoso. Então começo com uma piada, pois isso me acalma". Outras barreiras que as próprias pessoas se impõem incluem: "Eu sei que ele não gosta de mim; vai ser difícil vender" ou "Sempre tenho dificuldade para fazê-los entender" ou "Nunca sei a coisa certa a dizer".

A avaliação psicológica disso é que você sabe que não vai conseguir e então prepara uma desculpa antecipada para isso. Uma vez comprometido com o fracasso, você fica à mercê de ter sucesso em fracassar. Agora imagine o que aconteceria se você aplicasse a mesma energia e foco no compromisso com o sucesso.

Sempre há muitos obstáculos para alcançar o sucesso. Por que criar mais? Seria muito melhor usar esses obstáculos como uma oportunidade para evoluir ou como ponto de partida para você apresentar a si mesmo e a seu produto ou serviço para o cliente como uma forma de remover obstáculos.

Cada encontro nos negócios – na área de entretenimento ou empresarial – é uma oportunidade. Eu tenho a oportunidade de mostrar o meu talento. Eu tenho a oportunidade de compartilhar boas informações para que você obtenha lucro. Se transformarmos essas oportunidades em desafios, criamos obstáculos.

Se você parar de se concentrar nas razões pelas quais terá sucesso ou fracasso, seu cérebro terá espaço para que você possa se concentrar em seu público e em seu cliente. Você conseguirá ouvir a necessidade e seguir a orientação deles. Você conseguirá trazer o melhor de si para a tarefa em mãos. Não seja o seu próprio empecilho e permita-se ter sucesso.

O grande inibidor

Em todos esses anos de trabalho, e foram muitos, vi pessoas arruinarem suas vidas e carreiras mais por medo do que por qualquer outra razão. Sempre dizemos que nada é tão ruim quanto tememos e, no entanto, ainda permitimos que o medo nos abata. Por que damos tanto poder ao medo? Por que gastamos tanta energia com o "Eu não posso" em vez do "Eu posso"?

E se vivêssemos sem medo? E se déssemos uma oportunidade para as coisas? E se nos permitíssemos progredir, saindo e agarrando todas as oportunidades que pudermos, forçando-nos a novas experiências, permitindo ter a chance de cair, mas também a chance de levantar novamente?

Um dos principais combustíveis do medo é a ideia de rejeição. Ninguém gosta de ser rejeitado. Tanto funcionários de empresas quanto artistas ficam com um nó no estômago com más avaliações. E se você pudesse se separar de suas avaliações? E se você pudesse compartimentar melhor as coisas? E se você pudesse traçar uma linha divisória entre si e o que os outros pensam de você? Provavelmente você temeria menos e viveria mais. Trataremos mais disso nos próximos capítulos.

POR QUE NÃO?

Robert Diamond
CEO da BroadwayWorld.com

Minha formação é na área de tecnologia, então, no íntimo, sempre fui um *nerd*. Comecei a mexer com computadores quando ainda era muito jovem. Envolvi-me com programação e coisas do tipo; no último ano do ensino médio criava pequenos *websites* nas horas vagas. Fui um dos fundadores de um clube de informática da minha escola e, por ter começado cedo, consegui um emprego como *webmaster* júnior em uma empresa de mídia local.

Mais ou menos na mesma época, meus pais me levaram para ver *O fantasma da ópera.* Foi um espetáculo da Broadway que despertou alguma coisa dentro de mim. Eu virei um grande fã de Michael Crawford depois de ouvir suas gravações e fui vê-lo em um show em Las Vegas na época.

Na faculdade, em Syracuse, criei o meu próprio site, o *Diamond on-line*, que tinha uma página para os Yankees, uma página para a escola e uma página para o Michael Crawford. A página do Michael Crawford era a segunda maior página de fãs do Michael Crawford da internet. Mas ter a "segunda maior" página não era o suficiente para mim. Eu ficava tentando pensar em formas de melhorá-la e fazê-la crescer. Então, um dia, uma mulher escreveu para mim elogiando a página e oferecendo uma série de materiais sobre o Michael Crawford para eu dar uma olhada. Eu aceitei, e duas semanas depois 24 caixas chegaram ao meu dormitório.

Quando lancei o gigantesco site do Michael Crawford, três ou quatro meses depois recebi um aviso judicial de Michael e de sua associação de fãs dizendo que eu havia violado 6 ou 7 mil leis de direitos autorais, que eu iria ser preso por isso e que eu estava postando on-line fotos que a associação vendia para obras de caridade. Respondi dizendo: "Em vez de me processar, por que vocês não me contratam de graça para fazer um site oficial da associação e do Michael Crawford?". Felizmente eles concordaram.

Comecei a fazer isso no primeiro ano da faculdade e continuei enquanto trabalhava paralelamente para a mesma empresa de publicidade da época do colégio. Quando me formei, em 2001, fui contratado em período integral. Àquela altura, a empresa havia crescido de seis para cerca de sessenta pessoas, e eu estava gerenciando um departamento inteiro de desenvolvedores e de *webdesigners*, mas, no fundo, sempre fui apaixonado pelo mundo do teatro.

Em 2002, Michael voltou para a Broadway com *A dança dos vampiros*. Eu preparei todo o site e, no processo, comecei a olhar os sites de teatro. Foi quando a ideia do *BroadwayWorld.com* começou a germinar no fundo de meu cérebro. Lancei o site em 2003.

O site tem crescido a cada dia, mês, ano e trimestre desde a sua criação. Todo dia fazemos algo novo e tentamos expandir de uma forma diferente, avaliando o que fizemos ontem e vendo como isso pode ser feito melhor hoje e amanhã.

O que quer que você faça, eu posso (não posso?!) fazer melhor

Uma das principais maneiras de se autossabotar é se comparar com outra pessoa. A corrida em que você está competindo precisa ser contra você mesmo. Ao pensar

56 ELEMENTOS DA SABOTAGEM

coisas como: "O chefe de Fred lhe deu um bônus trimestral; por que o meu não me deu um bônus?"; ou: "Linda ficou sócia do escritório depois de dois anos, e eu trabalho aqui há três anos!", você está se colocando em uma situação propensa ao fracasso.

Lembre-se, mais uma vez, da linha que você precisa traçar entre seus pensamentos e seus sentimentos, e de como você enfrenta o mundo. Lembre-se de Jane, que se queixou a Martha do fato de não progredir, e de que, no fim, nenhuma das duas cresceu na empresa. Você precisa se concentrar em você, naquilo que tem para oferecer, naquilo que pode produzir e no que você merece – sem ter como base os méritos e/ou recompensas de qualquer outra pessoa.

PALAVRAS DE SABEDORIA

Cheryl A. Marshall
Doutora em psicologia

VOLTANDO O FOCO PARA VOCÊ

Não se concentre nos outros; concentre-se em si mesmo. Anote as cinco conquistas que lhe dão maior orgulho. Escreva as cinco qualidades que você mais gosta em si mesmo. Caso não consiga pensar em nenhuma, peça ajuda a um amigo. Uma ótima maneira de manter o foco nas "coisas boas" que você tem a oferecer é usar um acessório como lembrete tangível de seus sucessos ou de seu valor. Talvez um relógio ou um anel – algo que você possa usar diariamente. Ao olhar para ele, você vai pensar em você e em tudo que realizou. Lembre-se: trata-se de você.

Exercício da floresta e das árvores

Você sabe o que significa a frase "Quem vê árvore pode não ver a floresta"? Significa que, se você ficar preso nas pequenas coisas, pode não enxergar o panorama geral. Quando você fica preso nas pequenas coisas, significa que não está se concentrando, e, se não estiver se concentrando, não será bem-sucedido.

Quais são as "árvores" em sua vida que atrapalham a sua visão? Você consegue dar um passo para trás e olhar para as árvores?

Pegue o seu diário. No topo de uma próxima página em branco, quero que liste cada coisa que o está pressionando hoje; cada uma delas, não apenas as relacionadas com o trabalho. Caso tenha família, não se esqueça de listar coisas como "levar meu filho para a escola" ou "preparar o lanche/almoço" e "ajudar meu filho com a lição de casa", assim como coisas como "enviar e-mail para a equipe a respeito do projeto" – cada detalhe, cada árvore.

Quando terminar, afaste-se da lista e observe o que escreveu. A dra. Marshall diz: "Muitos autossabotadores se sentem à deriva porque não conseguem encontrar sentido em sua vida. Sem um objetivo, qual é o sentido?". Eu digo que, antes de poder encontrar um propósito, você precisa entender o que está enfrentando. Você precisa classificar em categorias, organizar e priorizar. Nem tudo será feito hoje.

Identifique o que é importante, o que é realmente importante, e comece a planejar a sua "floresta" dessa maneira. A sua floresta é o seu propósito – cultivá-la, desenvolvê-la, deixá-la crescer. Quais dessas coisas são seus carvalhos fortes e poderosos? Quais são suas ervas daninhas?

E depois?

É possível matar todos os dragões da autossabotagem que estão pelo caminho, chegar ao topo da carreira e, mesmo assim, após atingir o objetivo, começar a implodir em autossabotagem. Isso ocorre com muitas pessoas. Por quê?

Depois de atingir a meta, como você pode ultrapassar a si mesmo? Houve um jornalista que viveu a vida inteira com um objetivo em mente: ganhar o Prêmio Pulitzer. Ele ganhou e, em seguida, cometeu suicídio.

Você precisa ter um objetivo para depois do objetivo, um "e agora?".

Ademais de ter outros objetivos além "do" objetivo, você precisa ser flexível em relação a eles. Seu objetivo não pode definir você, assim como você não pode deixar sua vida defini-lo. Nada que possa fugir de seu controle pode definir você. Não pode haver um evento único que defina você.

Ao completar 70 anos, Jane Fonda teve esse sentimento de ter chegado ao topo da "montanha". O que lhe restava fazer? Ela decidiu então "encontrar a

58 ELEMENTOS DA SABOTAGEM

próxima montanha", e foi isso o que fez e continua fazendo. E é isso que pessoas de sucesso fazem.

E depois? Por quanto tempo você consegue dançar? Explore coisas novas. Tenha mais de um objetivo. O que quer que faça, mantenha esses objetivos alicerçados na realidade. Se você tiver 70 anos, provavelmente não começará a aprender balé clássico nesse ponto da vida. No entanto, que tal dança de salão?

Aqui estão as cinco principais coisas que você *não deve fazer* quando atingir seu objetivo:

1. Não se torne complacente;
2. Não encerre as atividades;
3. Não desista;
4. Não pense que você não possui mais objetivos;
5. Não espere para morrer.

Aqui estão as cinco principais coisas que você *deve fazer* quando atingir seu objetivo:

1. Anseie pela chegada de um novo dia;
2. Continue a ver a vida como uma aventura;
3. Procure com afinco uma "nova maravilha" na vida;
4. Defina o novo objetivo e comece a planejar uma estratégia para alcançá-lo;
5. Tenha mais de uma coisa que você queira conquistar.

POR QUE NÃO?

Karen Arlington
Atriz/cantora

Em 2008 fui convidada a entrar em um grupo vocal. Eu não cantava profissionalmente já havia alguns anos e pensei: "Nossa, que divertido!". Também não foi nada ruim saber que iríamos ter grande exposição em torno da área metropolitana de Nova York. O que eu não sabia era que, para fazer parte desse conjunto, eu teria de aprender a coreografia do grupo (movimento no palco feito com precisão cirúrgica, tipo as Rockettes do Radio City Music Hall).

Eu nunca havia tido uma aula de dança na minha vida, exceto por alguns meses de dança de salão quando criança, em Denver. As aulas não me prepararam para a angústia mental – e, ouso dizer, física – que enfrentei em função das demandas desse grupo musical. Foi humilhante, cansativo, frustrante e enlouquecedor. O progresso que eu fazia era infinitesimal e, de repente, estávamos nos apresentando ao vivo, na frente de centenas de pessoas várias vezes por ano no Lincoln Center.

Tantas vezes eu quis desistir. Tantas vezes chorei até pegar no sono, culpando a hereditariedade, o fato de eu ser surda de um dos ouvidos (por que isso teria algo a ver com dançar, não faço a mínima ideia), os coreógrafos, o diretor, qualquer coisa, qualquer um, em vez de agarrar o problema pelo pescoço e derrotá-lo.

Quantas vezes ouvi meus amigos e minha família dizerem "Karen, se você está se sentindo tão infeliz, saia do grupo. Por falar nisso, você não é muito boa em coreografia musical".

Não muito boa? Eu era terrível.

Quando você está no palco dançando com outras pessoas, algumas dançarinas profissionais e outras que tiveram aulas de balé quando criança ou que já estiveram em teatro musical executando coreografias em grupo, elas conhecem a terminologia. Elas sabem o que significa quando um coreógrafo no primeiro ensaio diz: "Agora oito contagens em passo box em oito contagens grapevine em oito contagens chassé".

Eu sentia como se tivesse acabado de pousar em Marte. E não era apenas com os pés que eu tinha de me preocupar. Os braços tinham de estar em um ângulo correto acima da cabeça, as mãos tinham de estar de uma forma específica, com um dedo específico elevado a uma altura específica. Eu poderia muito bem mostrar o dedo para eles, mas certamente não era o dedo que eles queriam.

Foi uma tortura.

Minhas colegas de palco achavam que estavam ajudando dizendo "Karen, você é musical; apenas sinta a música". "Karen, pare de pensar e apenas *faça*."

Fazer? FAZER O QUÊ?

60   ELEMENTOS DA SABOTAGEM

Nos primeiros dias, uma pessoa do grupo até pressionou os outros artistas e o diretor a me tirar definitivamente do palco nos números em grupo. Ah, e eu mencionei que o tempo todo nós cantávamos e atuávamos enquanto dançávamos? Cantar e atuar eu consigo fazer, mas as três coisas ao mesmo tempo? Não é nada fácil.

Meu temperamento irlandês finalmente acendeu o melhor de mim. Por mais que eu quisesse fugir e desistir, isso teria significado a derrota e eu não me deixo derrotar.

Eu elaborei um plano. Segui o plano. Esforcei-me. Lutei. Trabalhei. Dei tudo o que eu tinha para fazê-lo funcionar. Perdi o sono. Perdi amigos. Mas, finalmente, consegui. Agora, depois de cinco anos e de muitas frustrações e fracassos, depois de dezenas de apresentações ao vivo, eu sou menos terrível. Nunca serei maravilhosa, mas eu me garanto. E a verdadeira boa notícia é que agora, quando sou chamada para uma produção teatral que envolva movimentos intrincados de palco, eu conheço a terminologia e posso contar com minha equipe de assessores e instrutores para me auxiliar.

Eu não "sonhei". Eu não "desisti". Eu "agi" – e isso fez toda a diferença. Eu aprendi uma lição muito importante com esse processo. Se você for tão ignorante a respeito de um assunto a ponto de não conseguir sequer formular as perguntas sobre o que está aprendendo, acabará empacando. Você precisa encontrar pessoas que possam orientá-lo abaixo do nível básico. Essas pessoas nem sempre são as melhores atuando, mas podem ser exímios na arte de ensinar. Eu aprendi muito sobre técnica de dança com meu professor de voz, que não é um dançarino formado, mas que certamente entende de ritmo e sabe o que é preciso para quebrar os componentes do movimento de palco. Ainda melhor, ele sabe ensinar os componentes passo a passo até a coreografia ficar gravada em seu cérebro. Essa foi uma incrível lição aprendida pela experiência.

Assim, certamente sei quanto é preciso suar. E sei também o que é ter sucesso. Você não pode alcançar o sucesso sem suor, mas você pode ter sucesso. Qualquer pessoa que tentar pode ter sucesso.

Conclusão

Sim, Karen Arlington é meu nome artístico. Você já tinha deduzido? Quando lhe disse que já havia passado por esse processo antes, eu não estava brincando. Já passei por isso antes e vou passar novamente, pois sempre há espaço para crescer – até morrer. E todos nós vamos morrer um dia. É por isso que você tem de fazer a sua vida e o tempo que lhe é dado realmente valerem a pena!

Impedir a foice da autossabotagem de ceifar o seu sucesso é um processo sem fim ao longo de toda a vida. À medida que avançarmos neste livro, vamos encontrar maneiras de ter sucesso e, ao mesmo tempo, nos mantermos distantes dos sabotadores – da autossabotagem e da sabotagem dos outros.

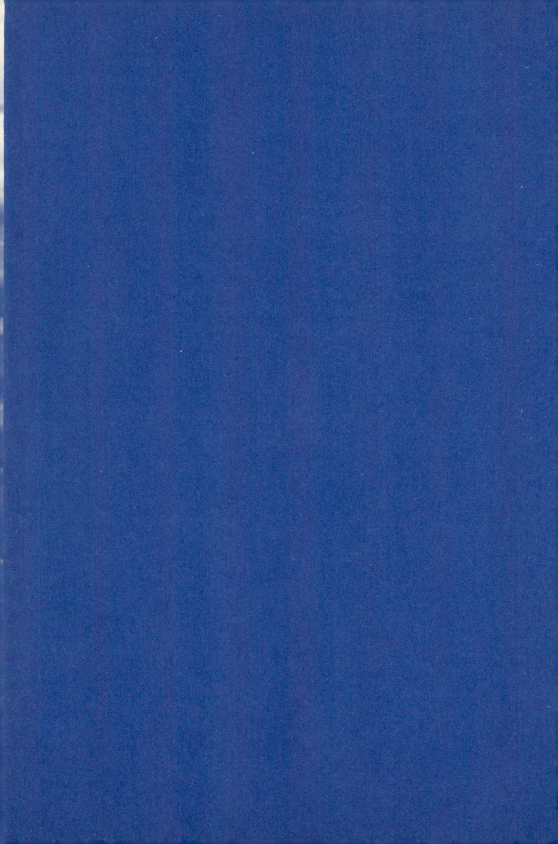

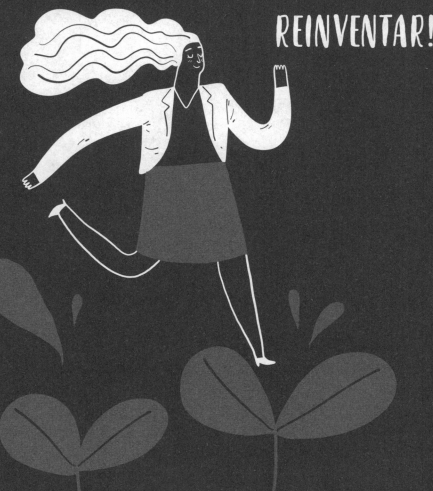

Um dos motivos para as pessoas acabarem presas em uma eterna "roda de *hamster*" é que elas passam a acreditar que já chegaram longe demais, seja qual for a carreira, para mudar. Elas estão acostumadas com aquilo que fazem, com aquilo que sempre fizeram, e não acham que podem se reinventar. Elas giraram nessa roda por tanto tempo que perderam de vista o fato de que continuar não vai levá-las a lugar algum.

Com que idade a pessoa é considerada velha demais para se reinventar, para descobrir sua verdadeira paixão e trabalhar para isso? Que idade faz de você velho demais?

O termo genérico e recorrente que gostamos de utilizar por aí é a "sociedade". "A sociedade" dita que ser mais velho não é ser melhor, que ficar mais velho é tornar-se cada vez mais irrelevante. As pessoas comuns compram ideias como essas e se mantêm ocupadas na linha de montagem de suas carreiras. Elas continuam girando na roda de *hamster*.

O fato é que você nunca será jovem demais ou velho demais para se reinventar. Não importa qual seja a sua idade, quando sua vida pessoal ou profissional não estiver funcionando é hora de reinventá-las – de se reinventar.

As pessoas de sucesso farejam as tendências, ficam à frente da próxima onda de oportunidades, continuam aprendendo e são curiosas a respeito de tudo. As pessoas de sucesso não deixam que ideias como essa ditem suas ações e prejudiquem o que elas podem alcançar.

Billy Crystal disse em uma recente entrevista para o *The New York Times*: "Quando chegamos a uma certa idade [os produtores, os executivos da indústria cinematográfica] hesitam um pouco… Eles não têm certeza de que ainda existe um público. Eu disse: 'Há 77 milhões [de idosos] nos Estados Unidos esperando por uma história para eles'".

Jerry Seinfeld, agora já na casa dos 60 anos, começou um novo seriado on-line, *Comedians in Cars Getting Coffee*. A atriz Andrea Martin tem 68 anos e interpretou noite após noite um papel que exigia fisicamente dela em *Pippin*, na Broadway. Ela disse em um artigo na *Entertainment Weekly*: "A verdade é que eu tenho muito medo de altura... Mas, quando estou lá em cima, não fico assustada. Eu me sinto mais jovem e muito importante como mulher. E por que não deveria?".

As pessoas de sucesso não aceitam "não" como resposta.

Sem hesitações. Sem nenhum pensamento derrotista. O medo está lá, mas é enfrentado noite após noite. Isso, combinado com assumir a responsabilidade – por si mesmo e por sua vida –, é o que torna possível sua reinvenção e o sucesso. Faça o seu trabalho, faça-o de forma focada e você obterá os resultados que procura.

Na última seção falamos sobre a autossabotagem; nesta seção analisaremos como "reinventar" a si mesmo, evitando a autossabotagem. Pense na reinvenção como uma espécie de antídoto para a autossabotagem que o está destruindo, fazendo de você uma pessoa pior. Em contrapartida, a reinvenção alimenta a sua paixão, o seu intelecto e outras qualidades para você se tornar a melhor pessoa que pode ser.

Esta seção é sua caixa de ferramentas. Aqui você encontrará as ferramentas de que precisa para parar de sabotar seus sonhos e suas ações, e também aquelas que são necessárias para ajudá-lo a crescer.

Mostrarei a você como readequar a sua atitude. Sem uma atitude positiva você não chegará a lugar algum. Sem pessoas positivas ao seu redor, você ficará encalhado na zona de fracasso. Eu lhe darei dicas e truques para melhorar a sua atitude e ter a mentalidade certa para alcançar seus objetivos.

Eu vou treiná-lo para que reoriente o seu foco. Sem uma estratégia cuidadosamente traçada, você acabará andando em círculos, não importa quanta ambição tenha (a ambição é como um carro com um tanque cheio de gasolina; o foco é o seu GPS). Vou ajudá-lo a descobrir qual é a sua estratégia e como traçá-la, inclusive como encontrar um "amigo" para enfrentar o processo com você.

Vou ajudá-lo na busca do seu melhor. A impressão dos outros sobre nós é formada no minuto em que entramos em uma sala. É difícil quebrar a primeira impressão que alguém tem de você; então é melhor ter certeza de que as pessoas vejam o melhor de você ao entrar em uma sala. Sim, podemos julgar um livro pela capa, e sempre fazemos isso. O mesmo vale para as outras pessoas. Vou ensiná-lo a mostrar o seu melhor, a como ser o livro que as pessoas não resistem a retirar da prateleira.

Vou ajudá-lo a se posicionar sob a melhor fonte de luz possível. Embora a aparência seja como você se mostra, a "imagem" é uma extensão de você que vai além disso – é a sua marca pessoal e como você se conduz no mundo. Vou ajudá-lo a descobrir o que isso representa e aprender a se apresentar com sucesso.

Vou ajudá-lo a se comunicar. Você fala de forma eficiente? Como você se conduz em um mundo onde a maior parte do que as pessoas sabem sobre você é obtida por rápidos toques no teclado, em tuítes de 280 caracteres e em vídeos no Instagram com quinze segundos de duração ou menos? Vou ajudá-lo a maximizar sua voz em um mundo que tem baixo poder de concentração.

Vou orientá-lo no desenvolvimento de sua aptidão. Você pode repetir uma mentira mil vezes e esperar que ela se torne verdade até certo ponto. Sem treinamento e formação sólida você não conseguirá ir muito longe. Ensinarei como sair do torpor e buscar oportunidades para aprimoramento e enriquecimento.

Vou orientá-lo a fomentar a sua ambição. Existe uma diferença entre ser conduzido e conduzir. Há uma diferença entre ser puxado e empurrar na direção de seus objetivos. Qual é o segredo para ser ambicioso e continuar ambicioso? Vou mostrar a você neste livro.

Também vou mostrar como continuar acreditando em si mesmo – ainda que os resultados nem sempre pareçam evidentes. Como você pode se superar sem acreditar em si mesmo? Também lhe darei dicas e truques para alimentar a sua alma. Para inspirar confiança e continuar desenvolvendo-a enquanto você trabalha para atingir os seus objetivos.

Ao se comprometer em abandonar ações e comportamentos de autossabotagem, você estará no caminho da reinvenção de si mesmo, tornando-se a pessoa que sempre quis ser – mas que nunca antes se permitiu ser.

3
Atitude

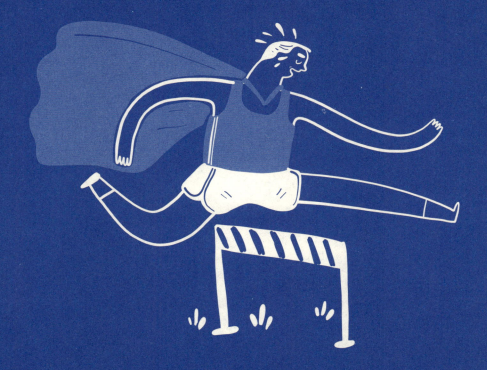

*Se você quiser fazer Deus rir,
conte a ele os seus planos.*
Woody Allen

A vida nem sempre é o que você planeja. Você pode criar um modelo de como você acha ou de como você gostaria que as coisas avançassem em sua vida, mas você não pode esperar que o universo siga esse plano.

Para ter sucesso, você obviamente precisa ter alguns planos. Deve haver uma estratégia estabelecida. Não é como fazer uma viagem de carro sem usar nenhum tipo de mapa. (Espere aí! Você faria uma viagem sem mapa? Então você precisa dar atenção especial ao Capítulo 4.) Mas nem tudo aquilo com o que você vai se deparar pode ser encontrado em seu mapa. Um novo retorno, uma colisão de caminhões que provoca um desvio que acrescenta horas em sua viagem – em uma viagem de carro, essas são ocorrências que você precisa considerar em sua programação.

Sua vida é da mesma forma.

Então você planejou se tornar sócio do escritório de advocacia onde passou os últimos dez anos trabalhando noites e fins de semana para progredir. Ou você decidiu que quando saísse da faculdade trabalharia para subir na hierarquia e se tornar editor-chefe da empresa em que conseguiu o seu primeiro emprego. Ou então você queria brilhar na Broadway e passou a melhor parte de sua infância em aulas, ensaios e audições, enquanto seus amigos festejavam e se divertiam.

E talvez você torça o tornozelo e não possa mais dançar. Ou talvez a economia entre em crise e a maior parte do setor editorial precise sofrer corte de empregos, incluindo o seu. Ou quem sabe o sócio-gerente recém-nomeado de seu escritório de advocacia se lembre (talvez equivocadamente) de uma grave rivalidade com você na faculdade de direito e agora comece a articular uma espécie de vingança contra você.

Nem toda sabotagem é sua culpa, e talvez a vida tente efetivamente sabotá-lo às vezes. Está bem, na maior parte do tempo. Mas há um aspecto a ser considerado: não é o fato de a vida lhe passar rasteiras com suas muitas e variadas complicações que importa; o que importa é a forma como você lida com essas complicações.

E agora?

É como aquele velho ditado: "Quando a vida lhe der limões, faça uma limonada". Eu sou uma grande fazedora de limonada: já fiz litros e mais litros de limonada com as sacas de limões que a vida atirou em mim. E quanto a você?

Digamos que você tenha acabado de perder o emprego. Você foi dispensado, provavelmente de forma injusta, desleal e, possivelmente, cruel. Em muitas grandes empresas, quando alguém é, vamos dizer a palavra certa, demitido, a segurança e o RH acompanham essa pessoa até a porta enquanto ela carrega uma pequena caixa com pertences pessoais. A empresa toma de volta o seu laptop e o seu celular. A experiência é humilhante e perturbadora. O chão desaparece sob seus pés. É possível que você já estivesse trabalhando na empresa havia anos e sempre tenha sido um funcionário de confiança. E agora está sendo tratado como um criminoso, provavelmente por nenhum ato de má conduta, mas apenas por ser aquela "caixa" que a administração decidiu que poderia cortar do organograma.

Então sua vida mudou para sempre. Sabemos que quando somos nós que determinamos a mudança de vida, embora também seja estressante, somos nós que estamos no controle. Mas quando outra pessoa determina a sua mudança de vida é traumático.

No entanto, essa demissão, esse "deixar você partir", não será o que vai defini-lo. Muitas pessoas negam a raiva, ou alimentam a raiva por meses ou anos. Você precisa lidar com essa situação em etapas para que ela não o devore. Assim, você pode se tornar aquele que passou por essa experiência, e não aquele que deixou que ela o abalasse para sempre.

Embora o "Seja positivo" constitua um excelente adesivo, não é humano ou possível pular direto para a ideia de ver as rosas em vez dos espinhos. Não é real. Às vezes não conseguimos. Às vezes precisamos sentir pena de nós mesmos por um tempo. Precisamos nos lamentar por alguns momentos. Observe, porém, que eu disse "momentos" aqui, e não décadas.

Você se lembra do Capítulo 2, quando falamos sobre o luto pela perda de um amigo ou sócio que não o quer mais na vida dele? Essa é exatamente a forma como você deve lidar com essa situação trinta minutos por dia por uma semana; depois quinze minutos por dia por uma semana; e então cinco minutos por dia por uma semana. E então pare. Analise como você está e decida se pode parar com o luto. Você precisa isolar os momentos de luto, pois o luto pode se tornar um vício, e isso só vai sabotar os seus projetos futuros!

Eis um plano que eu apresento aos meus clientes. Eu atribuo um cronograma para isso (uma semana, um mês etc.), mas desde que seja capaz de avaliar a situação individualmente. Para os objetivos deste livro, em vez de estabelecer um cronograma, dividirei o processo em etapas.

Importante: em cada uma dessas etapas eu quero que você faça uma pequena surpresa para si mesmo. Não estou dizendo para gastar um dinheiro que você não tem, mas um pequeno presente, como se dar um sorvete ou fazer *download* de músicas ou ir à manicure. Isso já ajuda bastante.

Etapa 1: controle de danos

Por mais que esteja enfurecido, por mais que se sinta histérico e arruinado, não comece, *não comece*, a postar no Facebook sobre como você está com raiva. Você precisa contar a familiares próximos e amigos íntimos imediatamente, e a mais ninguém. Antes de compartilhar a notícia, passe um tempo sozinho.

Tente se acalmar.

As pessoas se sentirão magoadas e confusas com essa notícia, e poderá parecer que elas estão indignadas com você. Provavelmente, não é isso; provavelmente, elas estão indignadas por você. Você precisa ficar em um lugar tranquilo, onde possa se fortalecer o suficiente para sentir a diferença.

Etapa 2: autópsia

Sim, trata-se exatamente disso. Depois do choque inicial, quando conseguir guardar uma pequena distância dos fatos, é hora de analisar a situação. Esse é um bom momento para conversar com o amigo SPARC. A situação era inevitável? Havia algo que você poderia ter feito, ou não deveria ter feito, que pudesse ter mudado o ocorrido? Se não conseguir fazer isso sem raiva, é melhor esperar mais alguns dias e dar um pouco mais de distância antes dessa dissecação.

Etapa 3: estratégia

O que você vai fazer agora? A última coisa que recomendo a alguém nessa situação é começar a procurar um emprego imediatamente. Você realmente quer ser o patético embriagado do bar, tão desesperado por conforto que, para preencher esse novo vazio, topa ir para casa com qualquer pessoa? De jeito nenhum! Sua nova empreitada é muito importante. Em vez de expor esse ser pesaroso para os possíveis empregadores, passe um tempo consigo mesmo. Medite, faça exercícios e refresque a cabeça. Faça algum curso de seu interesse. Redescubra quem você é. Nesse processo, você pode descobrir que voltar para o mesmo tipo de emprego de onde veio não é o que você quer da vida, no fim das contas. Se não fizer uma análise, você nunca saberá.

Etapa 4: hora de agir

Agora que já teve um período de pausa e consegue começar a enxergar com mais clareza, você terá um "eu" muito mais forte para embarcar na sua próxima aventura. Agora é hora de sair e conquistar o mundo.

O que isso significa

As pessoas que sabotam a si mesmas não veem as coisas dessa maneira. Quem se autossabota recua para o canto, se fecha em si mesmo e culpa os outros. "Se não fosse pelo Jack, eu teria conseguido aquela promoção!", "Se não fosse a gananciosa indústria bancária sugando a segurança financeira de minha empresa, eu ainda teria um emprego!", "Se não fosse aquele coreógrafo exigindo que eu seguisse essa rotina complicada com todo esse trabalho de pernas, eu ainda teria chance de dançar!".

As pessoas que se autossabotam ficam rosnando, são amargas e raivosas. Elas veem os contratempos como sendo apenas isso e nada mais. Eu acredito muito na importância do fracasso. Você não pode ser um sucesso sem antes fracassar e se sentir bem em relação ao fracasso. Claro que você pode se arrepender, mas o arrependimento não pode ser algo que defina você.

As pessoas de sucesso veem os contratempos como oportunidades. Elas percebem que, embora possam ter "definido um rumo" para si, em virtude de questões completamente fora de seu controle, esse curso foi alterado. Elas sabem que isso não significa que é hora de ir para o acostamento da estrada, fechar todas as janelas e morrer. Elas sabem que o contratempo significa que é hora de traçar outro curso.

Você é uma pessoa desgrenhada e cheia de infelicidade? Ou, pior ainda, você é um caldeirão fervendo de raiva e ressentimento? (Você sabia que a raiva aumenta o risco de ataque cardíaco em cerca de 5% e de um derrame em cerca de 3%? Todos nós vamos morrer, mas você realmente quer que sua morte seja causada pela própria raiva?)

Bem, faça algo a respeito disso. Ninguém gosta de sair com uma pessoa triste. Neste capítulo, dividirei com você o que eu sei sobre o poder do pensamento positivo. Sim, é uma coisa real. Vou mostrar como o fato de manter uma perspectiva positiva ajuda a mantê-lo ancorado. Porque não sou só eu que sei disso; todas as pessoas de sucesso sabem.

PALAVRAS DE SABEDORIA

Melissa Errico
Atriz/cantora da Broadway

SUPERANDO A ADVERSIDADE

Durante a nova temporada do sucesso *Passion*, em Nova York, tive bronquite, mas continuei participando de todas as apresentações. A tosse e a constipação nasal não estavam interferindo na minha voz, até que uma noite me senti fraca. Tive de abandonar o espetáculo e deixar que a bronquite seguisse o seu curso. Um forte resfriado comum para alguns, mas um pesadelo para uma soprano! Devido a complicações com a infecção ou com o fato de tossir, desenvolvi uma pequena lesão, a qual o meu médico julgou por bem erradicar com uma cirurgia a laser. Essa foi minha melhor aposta para voltar a ter um atestado de saúde perfeita. Tive de permanecer em silêncio durante três meses – sem cantar ou falar, o que não era fácil tendo filhos pequenos.

Os desafios foram muitos – psicológicos e profissionais. Eu tive de deixar o espetáculo. Tive de encarar o fato de que havia me tornado um peso para os negócios e recebi a rescisão do meu contrato. Embora tenha entendido o aspecto empresarial, fiquei devastada e com o coração partido. Foi uma das duras lições da vida, a de separar o lado pessoal do lado profissional. Eu tive de aprender mais sobre como me separar dos eventos ao meu redor. Tive de aprofundar minha autoestima e aprender a ser paciente com meu corpo.

Eu fiz muitas coisas para me curar depois que minhas cordas vocais foram consideradas curadas e saudáveis. Eu fiz muitas sessões de reiki (essencialmente uma prática meditativa delicada, com um mestre que trabalha com a "energia universal") e voltei ocasionalmente a praticar ioga. Passei a fazer acupuntura regularmente (o método dos Cinco Pontos), adotei uma boa dieta com pouco carboidrato, baixo teor de açúcar e nenhuma cafeína, e comecei a correr. Acredito que a transpiração é muito terapêutica. Comecei a ver um terapeuta cognitivo-comportamental que me ajudou a pensar em como eu reajo às coisas. Conscientemente trabalho para ser menos negativa, para buscar soluções imediatas para as tarefas de hoje e não ser arrastada para uma longa lista de preocupações. Além disso, estou encontrando o lado mais leve das situações, buscando oportunidades para rir e ter prazer (não é crime encontrar conforto e desfrutar de um passatempo!). Ser menos dura com os outros e comigo mesma pode ser muito edificante.

Em relação a uma crise, percebo agora que poucas pessoas estão realmente prestando continuamente atenção em você, e existem milhares de motivos para suas ações. Tente não levar as coisas de forma tão pessoal! *Move on*[5], como disse Stephen Sondheim em sua famosa canção de mesmo título no musical da Broadway *Sunday in the Park with George*[6].

Quando sua vida sofre um trauma, você pode sair mais forte dele. Como em qualquer jornada mítica, você procura superar as situações (Mate o dragão!. Supere os obstáculos!) e, no final, pode realmente aprofundar-se em si mesmo – seu espírito, sua consciência.

Eu optei por não ficar assustada, ressentida e decepcionada. Eu não sabia que estava fazendo isso. Eu apenas continuei avançando e fazendo as coisas que pareciam boas para mim. Eu não tinha me movimentado muito nesses três meses de silêncio; então, lentamente comecei a caminhar, nadar e me

---

[5] "Siga em frente", em tradução livre. [N. da T.]
[6] Domingo no parque com George, em tradução livre. [N. da T.]

exercitar para tentar voltar ao mundo normal. Voltei a cantar e dei pequenos passos a cada dia para retomar minha carreira e encontrar trabalho. Um ano depois, fui contratada para um novo musical!

Ouvi pessoas dizerem que você pode se tornar mais forte por ter descido até o fundo do poço. Eu não quero parecer dramática, mas acho que nunca poderia ter imaginado me sentir tão bem após um ano.

Pensando positivo

O pensamento positivo tem muitos efeitos... positivos. Estudos têm demonstrado que o pensamento positivo também é bom para a saúde física, não apenas para a sua saúde mental. Aqui estão alguns dos principais elementos do pensamento positivo:

▶ **FLEXIBILIDADE:** para ter sucesso você precisa ser capaz de se adaptar.
▶ **PERSPECTIVA:** para passar pelas provações você precisa ser capaz de ver todos os lados de uma situação, não apenas o ruim.
▶ **GRATIDÃO:** não se trata do que você não tem ou do que os outros têm. Trata-se do que você tem e do que você pode compartilhar.
▶ **VIVER NO MOMENTO:** manter uma atitude positiva, não lamentar o passado e não se afligir com o futuro. Viver no agora. É a única coisa sobre a qual você tem algum controle.

É importante ter em mente que ninguém pode ser positivo o tempo todo, e que ninguém espera que você o seja. É normal ter seus momentos. Você tem de sentir o que está acontecendo, especialmente quando é atingido de surpresa pelas notícias. Você não estará no controle de suas emoções nesse momento, não quando você não é aquele que está no controle dessa mudança. Você foi demitido, de forma totalmente inesperada. Seu cônjuge pediu o divórcio, de modo totalmente inesperado.

Uma perspectiva positiva é algo com o qual você se acostuma com o tempo, depois de ter passado por uma crise. Não é a perspectiva que você tem quando a crise chega, mas não tem problema. Você não é Poliana. Você é um ser humano.

Quando lhe digo para "manter-se positivo", não significa que você precisa mentir para si mesmo sobre seus sentimentos. É mais uma questão de gerenciar o seu estado de espírito e suas oscilações de humor, de manter o seu humor sob controle. Se não puder ser positivo, pelo menos tente ser neutro. Ninguém quer ficar perto de uma pessoa de quem ninguém quer ficar perto.

PALAVRAS DE SABEDORIA
Michael Mastro
Ator/diretor/coach de carreira da Broadway

VIVER O MOMENTO

Aprender a "viver o momento" e desfrutar todos os aspectos da vida é uma jornada sem fim para mim. Espero estar ficando melhor nisso, pois acredito que isso faça parte do que pretendemos alcançar nesta vida. Parte do que eu faço para trabalhar essas coisas é explorar diferentes formas de meditação e/ou oração, que entusiasticamente incentivo os outros a fazer. Seja qual for a sua crença espiritual pessoal, existe alguma forma de meditação por aí que pode funcionar para você.

Outra de minhas maneiras favoritas de mudar o meu estado emocional para uma forma positiva é fazer um jogo de localizar as coisas ao meu redor e dizer para mim mesmo o que eu vejo: "Sou grato por _____ porque _____. Sou grato por _____ porque _____".

Por exemplo, caminhando por Nova York, eu digo a mim mesmo: "Sou grato pela calçada, porque ela me mantém em segurança no meu caminho. Sou grato pelos hidrantes, porque eles fornecem água em caso de incêndio. Sou grato pelo ar que respiro agora, porque respirar significa estar vivo. Sou grato por sentir o sol em meu rosto, porque isso me dá esperança de que a primavera finalmente chegue", e assim por diante.

Acho que é impossível fazer isso e não alterar a minha energia interna para melhor. Trata-se de um grande lembrete de que, embora não possa controlar todas as circunstâncias de minha vida, eu certamente posso escolher como vou responder a essas circunstâncias. Essa "atitude de gratidão" ajuda a me manter presente e deixa menos espaço para "pensamentos inóspitos".

O que "alimenta" você?

Parte de ter uma atitude de sucesso é trabalhar consigo mesmo quando você não está perto de outros. É essencial se recarregar. Você tem de fazê-lo diariamente ou com frequência ainda maior. Trata-se de algo que você precisa inserir em sua agenda, tanto quanto pentear o cabelo ou usar fio dental.

Enquanto estiver se recarregando, concentre-se nas coisas que lhe trazem alegria e inspiração. Concentre-se em seu espírito. Você não precisa ser religioso para se ancorar em uma orientação espiritual. O que o inspira? E, principalmente, como você separa um tempo para absorver o que o inspira? Você não pode dizer: "Isso não funciona para mim ou não se encaixa em minha agenda". Você tem de fazer caber em sua agenda.

Para ter uma base adequada para uma atitude boa, positiva e forte que o faça brilhar, você precisa partir de dentro.

Exercício de descompressão em cinco etapas

Como você diminui a pressão quando está sobrecarregado? Aqui está um exercício em cinco etapas para redefinir o seu pensamento e diminuir o estresse.

1. Faça cinco respirações profundas. Inspire, conte até cinco, expire. Repita.
2. Pense em um lugar onde gostaria de estar, um lugar que o deixa calmo. Não pense em ir para um lugar como uma fuga, mas como uma inspiração. Não é uma caverna; é um paraquedas.
3. Faça mais cinco respirações profundas. Inspire, conte até cinco, expire. Repita.
4. Sonhe, medite e limpe a sua mente. O que você está fazendo nesse lugar? Qual é a coisa que mais gosta de fazer? Pense nisso. Visualize.
5. Faça mais cinco respirações profundas. Inspire, conte até cinco, expire. Repita.

Feita a descompressão, o segredo está em permanecer sem tensão. Como obter e manter o foco? Nós discutimos como se livrar de pessoas tóxicas no capítulo anterior, e falaremos mais sobre isso daqui a pouco. Também veremos que pessoas e coisas tóxicas não são as únicas coisas que nos sabotam.

Ser positivo: soluções rápidas

A grande vantagem do pensamento positivo é que não é preciso muito para colocá-lo em ação. Se seguir estas sugestões diariamente, você começará a se sentir melhor sobre si mesmo e sobre a sua vida em menos de uma semana.

Sorria mais

Você já ouviu a expressão "cara de sofrimento"? Nem todo mundo tem essa cara, mas imagine que você tivesse uma "cara sorridente" – que a sua expressão de descanso fosse um sorriso, em vez de um rosnado. Não estou dizendo que você precisa andar por aí sorrindo como um idiota o tempo todo, mas, se fizer um esforço consciente de erguer os cantos da boca ligeiramente enquanto estiver em uma reunião ou em uma palestra, esperando na fila do refeitório da empresa, ou simplesmente quando estiver por aí, você não apenas começará a se sentir mais feliz por dentro como também afetará positivamente as outras pessoas.

Aprenda a rir

Ria – especialmente de si mesmo. Às vezes, cometemos gafes. Às vezes, os outros gostam de apontar a gafe que cometemos. E, quando isso acontece, temos a tendência de ficar na defensiva, e ficar na defensiva é um enorme elemento da autossabotagem. No que ajuda ficar na defensiva? A cruzar os braços, franzir o cenho e dar desculpas ou, pior ainda, colocar a culpa em outra pessoa? Ou responder para a pessoa que estiver apontando a sua gafe lembrando outra gafe que ela cometeu (que, muito provavelmente, ocorreu há muito tempo e que você guardou para uma ocasião como essa)? Em vez disso, desanuvie a situação com uma risada.

Observe a si mesmo

Preste atenção em si mesmo. Enquanto estiver caminhando pelo mundo, observe o seu reflexo nas vitrines das lojas ou onde puder. Qual é a sua aparência? Você está carrancudo? Sorrindo? Como está o seu corpo? Você está curvado? A energia que você emite retorna para você. Tenha consciência da energia que está emitindo.

Faça coisas para os outros

Existem provas científicas de que fazer coisas para outras pessoas faz você se sentir melhor a respeito de si mesmo e do mundo. Bem, talvez não sejam exatamente provas científicas, mas é uma verdade bastante conhecida. Fazer coisas para os outros permite que você enxergue além de si mesmo. Se estiver sufocado na própria dor, uma excelente maneira de emergir em busca de ar é sair de si mesmo e conquistar uma perspectiva maior, e uma ótima maneira de fazer isso é concentrar-se nos outros. Você não precisa ter dinheiro para ter o que oferecer.

Por exemplo, eu tenho uma grande amiga, a autora Francine LaSala, que recentemente perdeu a mãe. Ela ficou triste com a perda, mas não deixou que a situação a paralisasse. Ela escolheu canalizar a dor para algo positivo e reuniu e publicou uma antologia de contos com outros dezoito autores de todo o mundo. Como isso se reverteu para outras pessoas? Ela tomou a decisão de doar todos os rendimentos com o livro para uma fundação que faz uma ampla pesquisa sobre a doença que arrebatou sua mãe. Além de servir para caridade, o livro, *A Kind of Mad Courage*[7], deu a outros dezoito autores um fórum de alto nível para mostrar seu trabalho, e fez com que ela se sentisse melhor por fazer algo em memória da mãe.

Escolha ver o lado positivo das coisas

Lembre-se sempre de que o universo está em equilíbrio. Toda vez que acontece algo terrível, você pode encontrar uma maneira de ver as coisas por outro lado, embora nem sempre diretamente; não funciona de uma forma "olho por olho", e sim de modo indireto.

Pegue Melissa Errico, por exemplo. Ela teve uma doença que a impediu de cantar. Como ela disse em um artigo no *Huffington Post*, em 21 de abril de 2004, "Não foi apenas um solavanco na estrada; foi uma batida forte e desoladora. O problema médico em si foi pequeno, mas o impacto de deixar o espetáculo foi grande. Eu fiquei sem chão".

E o que aconteceu? Ela mudou de foco por um tempo. Encontrou uma maneira de canalizar a dor de cabeça para algo positivo, e isso é algo que todos nós podemos fazer.

---

[7] Uma espécie de coragem louca, em tradução livre. [N. da T.]

Mantenha o controle

Você se lembra de seu diário, no qual incentivei que escrevesse sobre coisas que deveria buscar todo dia? Esse diário é uma excelente ferramenta para você sair da autossabotagem e se assumir como uma pessoa funcional, bem-sucedida e feliz. Estabeleça o ritual de toda noite escrever dez coisas positivas que aconteceram ao longo do dia, não importa o quão pequenas sejam, e você começará a apreciar a vida e o que você possui – e o que tem a oferecer – cada vez mais. Na verdade, você pode escrever as coisas à medida que elas acontecem. As menores coisas têm importância: você ouviu um chilrear de pássaros; você teve coragem de perguntar algo para alguém na rua; você correu mais um quilômetro; você encontrou uma moeda!

Tenha os pés no chão

É importante manter o pensamento positivo, mas isso não significa que você precise se iludir. Você não conseguirá o emprego simplesmente manifestando boas vibrações. Você precisa estar preparado. Sem a ação positiva, o pensamento positivo não leva a lugar algum.

Mantenha os pés no chão

Como você mantém uma atitude consistentemente positiva ou, ao menos, neutra em um mundo em constante mudança? Como você pode manter a sua perspectiva e assumir a melhor atitude mesmo quando tudo ao seu redor ameaça vir abaixo como uma casa em um furacão? Como você pode permanecer com os pés no chão e acessível mesmo em uma posição de grande poder, de modo que seus funcionários o vejam não como czar ou inimigo, mas como alguém que lidera uma equipe com um objetivo comum e cooperativo? Você precisa se manter assim. Há uma ideia generalizada de que os seres humanos adotam o pensamento negativo como um mecanismo de defesa. Se isso for verdade, significa que os humanos são predispostos à autossabotagem, o que torna a necessidade de mudar o seu pensamento, a sua atitude e a sua perspectiva mais importante do que nunca.

POR QUE NÃO?

Karl duHoffmann

Fundador do Orchard Hill Cider Mill

Passando do "por que eu?" para o "por que não?": minha história é sobre esses dois processos, de certa forma. Eu cresci sendo um dançarino. Eu me sentia uma pessoa do teatro desde os 5 anos. Eu fazia musicais, cantava, dançava. Minha família e afins estavam nessa atividade e foram mentores para mim. Meu tio-avô Jon Gregory era um "caça-talentos" de Hollywood. Ele descobriu Fred Astaire, Errol Flynn, Shirley Temple – e por isso eu tive antigos professores do *vaudeville* que me ensinaram desde quando eu era um garotinho. Eu já havia planejado me tornar um *grande* ator da Broadway. Quando cheguei a Nova York com 16 anos, eu me sustentava trabalhando em anúncios publicitários. Fui para o teatro e fiz bastante sucesso por um longo tempo, embora nunca tenha chegado ao nível que tinha imaginado. O desemprego faz parte do teatro, e sempre que ficava desempregado trabalhava em um restaurante para sustentar minha esposa e meus dois filhos.

Aprendi muito trabalhando em jantares elegantes em Nova York. Minha filosofia sempre foi a de que, independentemente do que esteja fazendo, quero me empenhar por completo. Já trabalhei em restaurantes com muitos atores que diziam: "Eu não sou garçom, sou ator". Quando eu trabalhava como garçom, eu era garçom, e quando conseguia um trabalho e saía para ser um ator, eu era um ator.

Quando estreei *Saturday Night Fever*, eu já havia me apresentado na Broadway e fora dela durante muitos anos. Eu estava muito feliz por trabalhar na Broadway novamente. No entanto, *Fever* não era um grande espetáculo e acabou sendo mais um trabalho do que um empreendimento criativo e gratificante. Comecei a me voltar para outras atividades em busca de uma experiência mais criativamente recompensadora. Foi quando decidi começar a explorar a ideia de abrir minha destilaria.

Eu fazia vinho como um passatempo com meu pai por um tempo, mas depois começamos a destilar coisas. Nós usávamos maçãs, pois Nova York é uma grande região produtora de maçãs. Em seguida, junto com um amigo meu, abri uma destilaria como negócio, com a ideia de fazer a transição para sair do teatro. Eu ainda fazia testes e espetáculos, mas trabalhava nesse projeto em paralelo. Solicitei e recebi uma subvenção da Career Transitions for Dancers. Com esse dinheiro comprei barris e começamos!

Conhecemos uns caras que tinham acabado de obter uma licença do norte do estado para uma destilaria muito pequena e eles nos deixaram usar as instalações. Íamos para lá nos fins de semana, e comecei a trazer meus produtos para os restaurantes que eu conhecia para receber o *feedback* deles. Isso chamou a atenção de um famoso *sommelier* que agora trabalhava com distribuição de vinho. Ele me recomendou para um emprego de gestão de marca na empresa dele, o que foi ótimo para mim. Trabalhei no negócio de distribuição durante anos e atualmente trabalho para a Anchor Distilling.

Sempre me conduzi pelo princípio de que, se estou em um lugar, então devo aproveitar ao máximo o tempo ali, mesmo preferindo estar em outros lugares caso tivesse a oportunidade. Se eu estou dedicando o meu tempo, não quero desperdiçá-lo. Durante todo o tempo em que trabalhei em restaurantes, nunca pensei: "O que estou fazendo aqui servindo mesas? Eu devia estar dançando na Broadway". Sempre pensei da seguinte maneira: "Estou trabalhando em um restaurante com um *chef* e um *sommelier* mundialmente famosos", ou "Este ambiente é ótimo, cheio de pessoas criativas", ou "Quero aprender tudo sobre comida, vinho e bebidas em geral, pois meu tempo é valioso demais para ser desperdiçado. Se vou ficar aqui, então aproveitarei o máximo que puder". Curiosamente, esse tempo acabou sendo bem gasto e levou a oportunidades nas quais eu nunca havia pensado.

Uma perspectiva positiva

As pessoas que pensam de forma negativa vivem de forma negativa; as pessoas que pensam de forma positiva vivem de forma positiva. Uma das leis fundamentais do Universo é que tudo está em equilíbrio. Para cada revés, há uma vantagem;

para cada tristeza, uma alegria. O que determina a forma como você vive é o que você escolhe para ver e focar. Você pode ter todas as vantagens do mundo, mas, se pensar apenas nas coisas que não possui, não será feliz. Você pode não ter nada e se sentir completamente realizado e pleno.

Dependendo da forma como você enxerga o mundo, tudo isso pode parecer um pensamento iluminado ou um disparate. Como soa para você? (Essa não é uma pergunta retórica.)

Você reserva um tempo para usar o banheiro. Você reserva um tempo para escovar os dentes. Pense nessa tarefa como parte de sua rotina, algo que você deve fazer todos os dias.

Coloque a data no topo da última página de seu diário. Agora, numere de 1 a 10, de cima para baixo. Em seguida, pense bem e escreva em cada página dez coisas que você não odeia em sua vida e em sua carreira.

Faça isso todos os dias, e você vai começar a se sentir mais positivo sobre a sua vida. Não estou dizendo que num estalar de dedos tudo será cor-de-rosa. Certamente você terá dias ruins e terá de se esforçar. Você é humano! Você ficará irritado, você terá de lidar com bobagens e se sentirá menos positivo às vezes. Você ficará irritado com pessoas que lhe dizem para se manter positivo. Sem problemas. Apenas tente enxergar, mesmo quando não estiver disposto, os dez aspectos que não são as piores coisas do mundo. Sua perspectiva mudará.

E garanto que, caso fizesse o contrário, isto é, listasse as dez coisas que você odeia em sua vida, você ficaria deprimido em questão de dias. A vida em si não será diferente, foque você nos aspectos positivos ou negativos. O que tiver de acontecer vai acontecer. Mas manter a perspectiva positiva permite lidar melhor com os altos e baixos.

POR QUE NÃO?

Catherine Hickland

Atriz/empreendedora de teatro/música/televisão

UMA CONTÍNUA REINVENÇÃO

Minha filosofia é de que a vida é uma só. Encontre a sua paixão e dedique-se a ela. Caso não esteja mais apaixonado em relação a algo, encontre outra coisa.

Nunca considerei as limitações de qualquer outra pessoa como sendo minhas. As pessoas, de forma subconsciente, sempre projetam a própria falta de ambição e os medos pessoais nos outros. Ainda que não tenham consciência de que estão fazendo isso, elas muitas vezes dizem coisas que podem nos fazer recuar, mas cabe a nós acreditar ou não nelas. Eu só comecei a cantar profissionalmente depois dos 30 anos, e todo mundo dizia que isso era impossível. Dizer que eu não posso fazer algo é como balançar carne diante de um leão faminto. Eu tive de deixá-los falarem até conseguir meu primeiro musical na Broadway. Sempre haverá pessoas que se projetam em você; a chave é ter compaixão por elas, abençoá-las e mandá-las seguir seu caminho.

Sempre soube qual era o meu destino e, por vezes, foi necessário mudar o curso dele; sempre soube quando isso não seria um problema. Algumas pessoas chamam isso de "propósito". Eu chamo isso de "destino" e de "seguir o seu destino". Minha grande virada na televisão foi conquistar o papel de Lindsay Rappaport em *One Life to Live*. Esse papel mudou minha carreira. Apesar de ter sido um entre muitos papéis que interpretei na televisão, foi o que me trouxe mais notoriedade, e interpretar aquela cadela foi muito divertido além de tudo.

Não achei difícil fazer a transição de carreira, pois raramente passa pela minha cabeça que eu não seja capaz de fazer algo – é assim que eu funciono. Claro que caí muitas vezes, recebi golpes duros e saí com vários arranhões. Mas eu me condiciono a enxergar os obstáculos como oportunidades de crescimento. Embora ainda sinta medo, não deixo que ele me paralise. Eu uso o medo para seguir em frente, perguntando a mim mesma: "O que é mais forte: o meu medo ou o meu desejo?".

Sempre fiz a minha própria maquiagem para os espetáculos e, como a maioria das meninas, sou viciada em maquiagem. O que começou como um *hobby* acabou virando um negócio de verdade. Em 2001, lancei o Cat Cosmetics porque realmente acreditava que podia fazer um produto melhor do que os disponíveis no mercado. Descobri que, ao se tornar um empresário, você trabalha sem parar e não dorme durante os primeiros cinco anos. Tenho muito respeito por pessoas que começam as próprias empresas, especialmente mulheres. Ser atriz é fácil em comparação com gerenciar pessoas e uma empresa. Assim, a empresa me traz grande alegria e tenho um negócio de muito sucesso. Minha sogra, Debbie Reynolds, sempre dizia: "Ofereça às pessoas o que elas querem", e eu concordo. Eu escuto o que elas querem e então ofereço a elas.

Também dou aulas em um curso de dois dias chamado Get Your Fire Back[8], que ajuda as pessoas a se empolgar com a vida, ensinando-as sobre vampiros emocionais e sobre como se livrar deles, sobre como parecer dez anos mais jovem em menos de cinco minutos, sobre como se divertir e usar quatro simples palavras para fazer as pessoas lhe dizerem "Sim". É muito gratificante ver as pessoas se libertarem do que as prende e se "transformarem" nelas mesmas.

Também ensino hipnose de palco para ajudar as pessoas a se libertar do medo do palco e ganhar confiança "agindo". Sempre me interessei por hipnose, desde pequena, e finalmente comecei a estudar o assunto durante as noites em que atuava em *One Life to Live*. Na época, estava escrevendo o meu livro *The 30-Day Heartbreak Cure*[9] e queria ter uma formação teórica para respaldar o meu material. Nunca imaginei que faria da hipnose uma carreira, mas agora faço mais de duzentos espetáculos por ano – e ainda leciono.

Se estiver fazendo algo que detesta, você não terá tempo, energia ou impulso para fazer o que ama ou para planejar sair de onde está atualmente. Esse é meu critério. Fiz mudanças de carreira pelas quais as pessoas achavam que eu me lamentaria profundamente, mas o que elas não entendiam era que eu não tinha mais paixão por aquilo que fazia antes. Minha filosofia é de que a vida é uma só. Encontre a sua paixão e guie-se por ela.

Você é o que você projeta

Se a sua reputação precede você, a sua atitude define você. Embora nenhum de nós seja tão transparente quanto nosso medo faz acreditar que sejamos, nossa atitude geralmente fica em evidência no minuto em que entramos em uma sala.

---

8 Reconquiste sua chama, em tradução livre. [N. da T.]

9 A cura da mágoa em 30 dias, em tradução livre. [N. da T.]

Se você não estiver se sentindo confiante, sua insegurança transparecerá, a menos que tome providências para reverter essa situação. Se você estiver excessivamente convencido, seu excesso de segurança transparecerá, a menos que tome providências para reverter essa situação. Você não quer aparentar estar cheio de alguma coisa, especialmente cheio de si, seja de forma boa ou ruim. Seja consciente. Mantenha os pés no chão. Mantenha o foco.

Talvez você se surpreenda ao saber que a maioria das pessoas, quando está prestes a entrar em uma festa cheia de estranhos, fica nervosa e apreensiva com o fato de ter de abordar e falar com todas essas pessoas desconhecidas. Então, por que não está todo mundo parado nos cantos ou em torno da mesa do bufê? Atitude!

Também pode surpreendê-lo saber que mesmo os artistas mais famosos admitem ter medo do palco um pouco antes de entrarem em cena. Mas isso nunca é percebido (nos grandes artistas). Por quê? Atitude!

Também pode ser uma surpresa saber que aquele sujeito do marketing, o Frank, que faz apresentações maravilhosas e que sempre faz os clientes comerem na palma da sua mão durante essas apresentações, luta contra uma gagueira. Ou que Eve, que acabou de ser promovida para o nível executivo no departamento de contabilidade, às vezes tem dificuldade com a matemática. As pessoas têm sucesso e se superam, não importa o que lhes foi oferecido, porque não permitem que aquilo que lhes foi dado seja aquilo que as define. Em vez disso, elas têm consciência e procuram utilizar o que efetivamente possuem para atingir seus objetivos. É tudo uma questão de atitude!

A atitude correta, conectada com a sua estratégia, alinhada com a sua ambição, pode acender a chama de sua vida.

Havia um jovem formado em cinema, Mike, que trabalhou por um ano como assistente de câmera para um cineasta famoso. Quando tinha trabalho, era gratificante e empolgante, mas havia longos períodos de seca após a conclusão de um filme. Então Mike começou a procurar um novo trabalho. Ele viu na internet um anúncio de uma empresa de tecnologia óptica de nível mundial que afirmava que somente candidatos com cinco anos de experiência seriam considerados. Ele tinha apenas dois anos e nenhuma experiência direta, mas enviou seu currículo mesmo assim.

Ele foi rejeitado, mas enviou o currículo novamente. Foi rejeitado de novo e então encaminhou o currículo mais uma vez. Isso despertou a curiosidade do gerente de RH, que o convidou para uma reunião em sua sede. O gerente de RH ficou surpreso ao ver como Mike era confiante, experiente, articulado e determinado para um jovem de 24 anos e o contratou.

Tive a oportunidade de ser *coach* de Mike para uma feira do setor logo após a sua contratação. Depois de passar uma hora com ele, eu disse: "Você é uma estrela e será promovido dentro de seis meses. Tenho certeza disso".

No ano seguinte, fui convidada a treinar outros palestrantes, e Mike entrou na sala para me ver. Ele me disse: "Eu só quero que saiba que você estava certa. Fui promovido depois de seis meses". Ele não se mostrou vaidoso; estava animado e orgulhoso, mas nunca considerara a promoção algo garantido. Isso, meu caro, é uma qualidade de quem nasceu para brilhar.

Carisma é fundamental

Falando em nascer para brilhar, você quer conhecer um aspecto importante para saber se a sua atitude é adequada? É o carisma. O carisma é aquela qualidade intangível que uma pessoa tem de ser capaz de iluminar a sala só por estar ali. Bem, o carisma não é uma varinha de condão. Não é mágica. Embora algumas pessoas possam naturalmente ter mais carisma do que outras, isso não significa que você não possa incorporá-lo em sua atitude.

Pense nas características que fazem de alguém uma pessoa carismática. Ele ou ela parece saber que é algo – que é alguém. Esse sentimento gera uma espécie de aura em torno da pessoa. Ondas parecem vibrar dele ou dela; ondas que atraem os outros. Nós queremos seguir essa energia, mesmo que nem sempre entendamos o porquê disso.

Não existe uma pílula que você possa tomar para ganhar o carisma de alguém como Bill Clinton, mas você pode trabalhar para assumir o carisma como parte de sua adequação de atitude. Lembre-se de que carisma se trata de estar presente no momento, de claramente desfrutar do que você está fazendo e aproveitar muito. Trata-se de claramente desfrutar das pessoas ao seu redor e de deixá-las saber (ou pelo menos acreditar) que você as está escutando e que, nesse momento, a única coisa no mundo que importa são as palavras que elas dizem.

Você pode fingir escutar? Claro que pode. Finja fazer qualquer coisa por muito tempo, e você acabará fazendo a coisa de verdade – como sorrir. Force-se a sorrir: depois de um tempo, você estará sorrindo.

Os CEOs de sucesso e outros executivos graduados escutam o tempo todo. Os melhores CEOs escutam e descobrem técnicas para manter-se focados. Eles reforçam a atenção o tempo todo. Eles trabalham para extrair informações.

Como você pode praticar a arte de escutar? Aqui estão algumas dicas:

▶ **FAÇA CONTATO VISUAL.** Não basta olhar para uma pessoa quando ela está falando com você; olhe para dentro dela.

▶ **FAÇA PERGUNTAS.** A melhor maneira de fazer as pessoas saberem que você as está escutando é fazendo perguntas pontuais que estimulem respostas mais completas do que apenas "sim" ou não" em relação àquilo que estão dizendo.

▶ **CONFIRME COM A CABEÇA.** Isso não requer nenhum esforço e é um enorme reconhecimento não verbal de que você ouve e entende o que está sendo dito. Apenas não se transforme em um boneco, assentindo a cada palavra. Isso não é escutar, é ter um tique nervoso.

▶ **REPITA.** Especialmente se alguém parece particularmente animado a respeito do que estiver contando para você. Use frases como: "Então você está dizendo que…" ou "Será que eu entendi direito…?".

▶ **NÃO DESVIE O OLHAR.** É muito fácil se distrair se você se encontra em um ambiente barulhento, mas lembre-se de como é importante fazer a pessoa acreditar que, naquele momento, ela é a única no Universo. Olhe para a pessoa enquanto ela estiver tentando atrair a sua atenção e não desvie o olhar. Não sorria de maneira afetada. Pense em uma experiência agradável que traga um sorriso para seu rosto – seu filho, seu animal de estimação – e mantenha esse sorriso por um ou dois segundos a mais do que seria natural. Mas nenhum segundo a mais do que isso, para não correr o risco de parecer malicioso ou assustador!

▶ **ENCONTRE ALGO SOBRE O QUAL VOCÊ POSSA GENUINAMENTE ELOGIAR ESSA PESSOA.** Sempre existe alguma coisa, mesmo com as pessoas mais atrapalhadas. Basta uma curta afirmação: "Você está linda de azul" ou "Que colar bonito". Não exagere.

PALAVRAS DE SABEDORIA
Michael James Scott
Ator/cantor/dançarino da Broadway

TRABALHANDO O CARISMA

Eu sinto que as pessoas tentam demais ser carismáticas, mas não acho que seja algo que possa ser ensinado. Vem de dentro. Creio, porém, que você pode ensinar alguém a ser amável, e essa característica naturalmente traz à tona uma ação carismática, o que pode ser percebido como carisma. Uma pessoa confiante geralmente tem um carisma que atrai os outros, e eu acho que há muito a aprender com isso. Confiança e amabilidade trazem uma sensação natural de carisma.

Eu acho que parecer não fazer esforço no palco é algo que vem da confiança que um ator tem dentro de si mesmo. Ele pode fazer todo o treinamento do mundo, pesquisar e dominar técnicas, mas, no minuto em que pensar duas vezes, começa uma enorme avalanche de dúvidas da qual é difícil escapar.

Eu acho que é bom ter certo atrevimento e coragem – é a maneira como você escolhe utilizá-los que faz a diferença. O atrevimento e a coragem nos forçam a tomar uma atitude no espetáculo da melhor maneira possível. Nós somos nossos piores críticos; por isso, quando você consegue usar a coragem e o atrevimento e canalizá-los de uma forma positiva, eles podem trazer um momento bastante satisfatório.

Pessoalmente, gosto de incorporar a fé. Não se trata de uma questão religiosa, mas de ter fé dentro de si para enfrentar o que quer que esteja fazendo de forma que garanta a si mesmo que confia não apenas no trabalho para o qual se preparou mas também tem fé em tudo o que fez para o encaminhar a esse grande momento. É bonito conseguir ter essa fé, deixar as dúvidas para trás e realmente se concentrar no fato de que não há mais nada a fazer além de ir em frente e atuar.

Conclusão

Nunca é tarde demais para colocar a sua atitude em xeque e começar a projetar para o mundo a imagem não de uma pessoa arrogante ou de um rolo compressor, mas de alguém confiante, capaz e focado, que não está apenas "à altura da tarefa", mas totalmente pronto, disposto e capaz de tomar para si essa tarefa e o que mais se fizer necessário. Às vezes, é tudo uma questão de atitude.

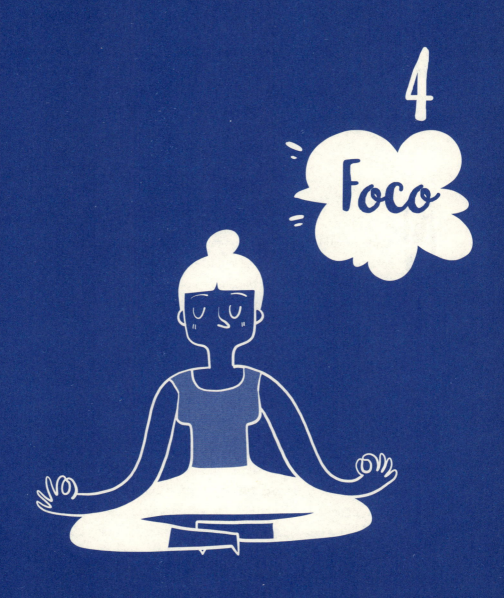

Você não pode depender de seus olhos quando a sua imaginação está fora de foco.
Mark Twain

Nós vivemos em um mundo de distrações, não há dúvida. Há uma intensa atividade movendo-se ao nosso redor o tempo todo. Durante o dia nos sentimos obrigados a ser multitarefa em tudo o que fazemos para podermos dar conta de tudo. De fato, mesmo nos momentos mais calmos, há "ruídos". Quantos de nós nos deparamos olhando para o Facebook, lendo os e-mails ou percorrendo nossos *feeds* no Twitter à noite, na cama, depois de já ter passado boa parte do dia na frente de uma tela? Quando a "conversa de travesseiro" se torna enviar um e-mail a um colega, isso significa que você está em apuros.

Onde está o tempo para tomar um fôlego, clarear a mente, relaxar e sonhar? Nós não separamos esse tempo, mas precisamos dele – urgentemente.

Sem ele, não é possível se distanciar minimamente e ter clareza da vida; sem ele, não conseguimos traçar estratégias sobre o que precisa ser feito e sobre o rumo que gostaríamos que nossa vida tomasse. Se nunca tivermos tempo para pensar sobre o que é preciso fazer, sobre como chegar aonde pretendemos ir, nunca chegaremos lá.

Uma vida sem tempo ocioso é uma vida de autossabotagem. Uma vida sem estrutura é uma vida de autossabotagem. Uma vida sem organização das coisas, do tempo, das ideias e dos sonhos é uma vida de autossabotagem. Neste capítulo, vou apresentar-lhe algumas pessoas que aprenderam a ficar longe das distrações e a se concentrar em obter sucesso. Também vou mostrar como ser flexível e se adaptar às mudanças à medida que elas surgem. Porque mudanças sempre surgem, e sua estratégia para o sucesso depende de sua capacidade de desviar o curso do plano original quando a situação exigir.

O desastre da distração

Por ser palestrante e artista, eu preciso estar em forma e manter a melhor aparência possível. Minha aparência é muito importante, sobretudo se considerarmos como a primeira impressão é fundamental (mais sobre isso no Capítulo 5).

Certa noite, sob grande pressão devido a viagens e projetos de trabalho, eu estava extremamente distraída, com a mente muito agitada pela miríade de detalhes sobre reserva de viagem, pesquisa sobre as necessidades de meus clientes e preparação das malas para uma viagem ao exterior.

Naquela noite, no caminho para casa, comprei uma salada. Já na minha cozinha, abri distraidamente a gaveta de talheres e peguei um garfo, que coloquei no balcão. Minha empregada havia encontrado um ímã naquele dia, de onde eu não sei, e o deixara no balcão para que eu visse. Sem que eu percebesse, pois ainda não tinha visto o ímã, este atraiu o garfo.

Distraída com meus pensamentos, liguei a televisão no noticiário da noite, peguei o garfo, meti-o na salada e dei uma bela mordida. Estalo! Ao morder a alface, pensei, um dos meus dentes superiores quebrou de ponta a ponta! Com alface! Pensei: "Será que estou tão velha assim?!".

Foi só então que examinei o garfo e encontrei o verdadeiro culpado: um ímã preto de três centímetros preso no garfo. Se eu tivesse prestado atenção no que estava fazendo – preparar e comer o meu jantar –, provavelmente teria notado um ímã preto de três centímetros preso na parte de trás do garfo! Mas eu não estava concentrada no momento. Em vez disso, eu estava fazendo o *check-in no aeroporto* e *aterrissando no exterior* e fazendo *check-in no meu hotel* – todas essas coisas acontecendo no futuro, não no presente. Por isso, me dei mal.

PALAVRAS DE SABEDORIA

Karla Visconti

Diretora de comunicação corporativa do Caribe e da América Latina para o Hilton Worldwide

ESTEJA MAIS DO QUE PREPARADO

Eu ajudo os porta-vozes a manter o foco em suas mensagens. O fundamental para manter o foco na mensagem é estar preparado.

Na preparação, é importante olhar para o panorama geral, considerar todas as partes móveis, certificar-se de que você tenha cada parte resolvida e, então, aplicar isso ao criar uma estratégia e estabelecer objetivos.

Há um entusiasmo que um ambiente de ritmo acelerado proporciona, especialmente quando os objetivos estabelecidos são claros e atingíveis. Em minha experiência, aprendi que uma boa estratégia é dar às pessoas as informações de que necessitam e posicionar minhas expectativas em conformidade com isso. Por exemplo, se eu preciso que um executivo forneça uma citação para uma matéria, eu apresento uma resposta rascunhada para que ele possa simplesmente revisar e aprovar.

Para manter o foco e ser bem-sucedido, é importante estar preparado e ser flexível. Prepare-se para o que você quer, faça pesquisas e se envolva em oportunidades de desenvolvimento para melhorar a sua formação, fique atualizado sobre as tendências na área escolhida e, então, seja flexível para se adaptar às mudanças nessa área.

O ciclo da autossabotagem

Já ajudei inúmeras empresas a passar por crises e desenvolvi uma ferramenta para mostrar a empregados e executivos como antecipar uma crise antes que ela ecloda, concentrando-se nos sinais de alerta a fim de evitar uma catástrofe. Esses sinais também funcionam muito bem na compreensão da autossabotagem. Assim, vou mostrar como evitar crises utilizando esses indicadores. Como exemplo, utilizarei a minha história de autossabotagem sobre o ímã que quebrou meu dente.

Quem de nós realmente gosta de ir ao dentista? Aposto que menos de 1% da população mundial, o que torna essa uma excelente maneira de ajudar a detalhar o ciclo da autossabotagem:

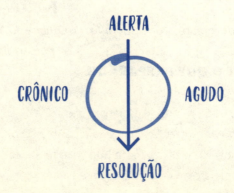

A ideia é analisar os sinais de alerta e ir direto para a resolução, antes que a situação entre em modo de crise aguda. E, obviamente, deixar a situação sob controle antes que ela se torne crônica.

Voltando à minha história: eu tinha poucos dias antes de precisar deixar o país a trabalho. Eu odeio ir ao dentista, mas não havia outra escolha a não ser tentar marcar uma consulta de emergência. Quantas pessoas levariam a sério conselhos de mudança de vida vindos de uma palestrante desdentada?

Eu tenho um pouco de fobia de dentistas, devido a uma experiência um pouco brutal que tive quando pequena. Ele era rude, e eu sempre saía de lá me sentindo um pouco machucada. Eu não sabia que existiam dentistas mais gentis.

Quando fiquei mais velha, encontrei um dentista que não era o sujeito mais caloroso do mundo, e que também podia ser um pouco intimidador, mas que não era nada parecido com o sádico que me tratava na infância, em Denver. Então, me tratei com ele. O que sabia eu? Nunca tive problema de verdade com meus dentes e então permaneci presa ao *status quo*.

Quando me mudei daquela área para Manhattan, disse a mim mesma que era hora de encontrar um novo dentista, alguém mais próximo, mas sempre fui adiando – em parte, porque sempre existe algo que justifique a permanência com "o diabo que você conhece" e também porque estava ocupada. Eu estava muito distraída com outras coisas para me incomodar. Foi mais fácil manter o *status quo*.

Alerta

Houve inúmeros motivos para procurar um novo dentista. O "alerta" estava lá. As duas horas de carro para ir e voltar do subúrbio eram um saco. A equipe do consultório não era exatamente amável, e, quando marcava uma consulta, eu sempre me sentia como se fosse uma colegial sendo enviada para a sala do diretor. A experiência era mais desagradável do que simplesmente ir ao dentista, mas eu ignorei todos os sinais de alerta.

Agudo

Aí aconteceu o episódio do ímã. A crise! Eu tive de dirigir em estado de urgência, pois iria viajar logo para dar uma palestra, e é um pouco difícil ser uma palestrante convincente quando se está com um dente da frente quebrado, parecendo um minerador de um antigo filme do velho oeste. Eu estava com raiva de mim mesma por não prestar atenção aos detalhes e estar naquela situação.

Parei para tomar um café no caminho da consulta para tentar me acalmar; eu estava tão distraída que perdi o meu iPhone.

Cheguei ao consultório e, como sempre acontece comigo, o dentista não estava de bom humor. Ele me assusta. Nunca me sinto confortável para fazer-lhe perguntas. E, naquele momento, ele me disse que seria "muito trabalhoso" e que isso seria "um problema para ele". Eu estava em crise comigo mesma, e a situação só parecia piorar, ao invés de melhorar. Ele arrancou o dente quebrado e encaixou um dente provisório realmente medonho sobre um pino recém-colocado na minha gengiva.

Eu fiz minha viagem de negócios e me senti constrangida o tempo todo. Causei uma boa impressão? Pode apostar que não, e provavelmente isso teve menos a ver com a aparência de minha boca do que com a minha preocupação sobre como minha boca estaria sendo vista – a sensação era de que todos os olhos estavam voltados para o meu dente ruim!

Após a viagem, voltei ao consultório do sujeito, e ele ficava me repreendendo enquanto perfurava a minha boca. De repente, senti-me como Dustin Hoffman no filme *Maratona da morte*. Eu pensei: agora é a hora de encontrar um novo dentista! Só que eu já havia pagado a ele um valor considerável e me convencido de que eu precisava terminar aquilo.

No caminho para casa, de tão chateada com tudo isso, acabei batendo na traseira de outro carro.

Resolução

Até agora, eu ainda não tenho um dente incisivo permanente, de modo que preciso voltar ao dentista. Após o ocorrido, vou procurar um novo dentista em Manhattan. Mas, se eu não fizer a mudança, estarei paralisada. Isso tornará a situação *crônica*.

A maior parte do problema poderia ter sido resolvida se eu tivesse simplesmente encontrado um novo dentista quando me mudei para Manhattan. Muitas pessoas recomendaram profissionais, mas acabei adiando. Evitei lidar com a questão. Eu estava muito ocupada para me organizar e resolver o assunto. E, por isso, paguei (e paguei, e paguei, e paguei).

Uma mente não focada é uma mente esquecida. Além da autossabotagem, uma mente não focada pode levar a um desastre. Para mim, isso levou, em primeiro lugar, a um dente quebrado e, em seguida, ao estresse e a um acidente de carro – não muito grave, mas poderia ter sido bem pior do que uma pequena batida.

Infelizmente, uma mente não focada me obrigou a duas coisas de que nunca gostei: ser atendida por um dentista e telefonar para a companhia de seguros.

PALAVRAS DE SABEDORIA

Laureen Cook

Assessora TMT, IFC (Banco Mundial), para o Setor de Investimento em Telecomunicações, Mídia e Tecnologia

CONHEÇA O SEU PÚBLICO; CONFIE EM SEUS INSTINTOS

Caso já tenha feito a sua lição de casa e seja culturalmente perspicaz, você precisa se lembrar de confiar nos seus instintos ao manobrar em um novo ambiente de trabalho multicultural. Desde que eu esteja bem preparada, concentro-me no objetivo final e não me preocupo com o que as outras pessoas possam pensar. Você tem de adotar a capacidade de filtrar o ruído para não se distrair e permanecer focado no objetivo da reunião. Eu entendo que isso é difícil para muitas pessoas, mas é algo que você precisa fazer para se tornar bom em duas coisas enquanto trabalha em uma cultura que não é a sua: compartimentalizar e priorizar.

Seja sobre uma nova tecnologia ou sobre um novo país, eu faço o meu dever de casa. Por não ser uma linguista, pesquiso as normas culturais e aprendo algumas palavras do idioma local para captar algumas das nuances da cultura. A forma de trabalhar com pessoas do Reino Unido é muito diferente da maneira de trabalhar com pessoas da Alemanha, ou com pessoas de vários países do Oriente Médio, da Ásia, África ou América Latina.

Organize-se melhor

Todos nós poderíamos usar uma boa dose diária de uma "melhor organização". Neste mundo, é realmente fácil parecer desorganizado e ineficaz, mesmo que você faça malabarismos com várias tarefas.

Como acontece com qualquer plano, é preciso haver flexibilidade, mas deve haver também uma linha geral a seguir. Caso contrário, as coisas rapidamente começam a tentar sair do controle. A criação de uma programação, ainda que não muito rígida, pode nos ajudar a administrar o tempo e nos concentrar devidamente nas coisas que precisam ser feitas no momento em que devem ser feitas. Veja o exemplo de Laurence Julliard, a seguir.

Seja tentando dar conta de um projeto monstruoso, seja lidando com um trabalho ou uma família tão grande e que consumam tanta energia quanto, ter uma programação como base e um plano de execução (das suas tarefas, não das tarefas de seus colegas e/ou entes queridos) realmente ajuda a manter as coisas sob controle.

PALAVRAS DE SABEDORIA

Laurence Julliard

Executiva corporativa/empresária/proprietária de hotel francês

PROGRAME SUA VIDA

Organizei meus dias para permitir que todas as atividades fundamentais sejam realizadas.

Segunda-feira, vou para o escritório em Genebra, a menos que algo aconteça a uma das crianças. Esse é o meu dia no escritório. Meus filhos ficam na creche de manhã e depois da escola, e sempre tenho apoio dos amigos para buscá-los se eu tiver uma reunião no final da tarde. No escritório, passo o dia trabalhando com a equipe.

Terça-feira é o meu dia de projeto, de modo que vou ao escritório para trabalhar em meus projetos, mas, nesse dia, eu sempre saio cedo para pegar as crianças e interagir com elas – depois, lição de casa, banho e jantar.

Quarta-feira é o dia de ficar com as crianças! Elas vêm em primeiro lugar. Caso tenha trabalho pendente, eu tento fazê-lo pela manhã bem cedo ou enquanto espero por elas (durante as aulas de dança e tênis). Costumamos fazer algo divertido no período da tarde – eu planejo uma atividade diferente a cada semana. E, às vezes, simplesmente decidimos não fazer nada e lemos livros diante da lareira.

Quinta-feira trabalho em casa; é quando coloco os pensamentos em dia.

Passo a manhã de sexta-feira na prefeitura e, à tarde, passo no hotel para deixar tudo organizado (gestão de recursos, gestão de alimentos, planejamento e questões de RH).

Aos fins de semana, meu marido e eu alternamos entre trabalhar no hotel/restaurante/bar e ficar com as crianças.

Todos os dias de manhã, passo uma ou duas horas no hotel para organizar o dia e servir o café da manhã, geralmente entre 6h30 e 8h30.

Toda noite, passo uma hora fazendo a contabilidade e o faturamento, e revisamos tudo no fim de semana.

Domingo à tarde é o momento da família.

Programando e fazendo listas

Fazer a programação pode ser uma atividade entediante e é o tipo de coisa que as pessoas tendem a evitar, mas, como já demonstramos neste capítulo, é o tipo de coisa que significa um pequeno sofrimento antecipado para evitar um sofrimento muito maior depois.

Você pode fazer a programação no computador ou no celular, o que significa que você pode ter lembretes eletrônicos quando for hora de fazer algo ou de ir a algum lugar. Esses lembretes são úteis e automáticos e, portanto, recomendados. Eu somente recomendo que você não faça do celular ou do computador a sua fonte de programação para eventos do tipo "ir para".

Você se lembra de que anteriormente discutimos a ciência de escrever, de efetivamente escrever algo no papel? Esse ato é realmente eficaz quando se trata de conceber e organizar tarefas. Além de a informação sobre o que você está registrando ser ainda mais reforçada pela escrita, você consegue ter uma visão mais geral de

102   REVER! RENOVAR! REINVENTAR!

sua programação e mudá-la mais facilmente e de forma drástica se ela estiver em um quadro, com tintas de cores diferentes, pendurado em algum lugar importante. Talvez na cozinha, talvez na parede do seu trabalho.

Onde quer que você decida pendurá-lo, a palavra-chave aqui é "importância". Se outras pessoas também se basearão nessa programação, certifique-se de que o quadro esteja em um lugar acessível. Se mais alguém precisar ver o que acontece e quando acontece, é justo que a programação possa ser vista por essa outra pessoa. Isso não significa que você precise tornar os instrumentos de escrita ou a borracha acessíveis a qualquer pessoa. A última coisa de que você precisa são pessoas mudando toda a programação a seu bel-prazer!

Além disso, faça listas. Afora as programações, essa é a ferramenta mais importante para se manter organizado e focado. Conforme discutido anteriormente, você não deve ter uma única lista em que coloque toda e qualquer coisa que precisa fazer em sua vida. Isso vai deixá-lo louco! Essa é uma lista que você nunca conseguirá concluir ou mesmo completar a compilação. Faça uma lista de objetivos diários, uma de objetivos semanais e uma de objetivos mensais.

Enquanto concebe, planeja e programa, lembre-se de deixar espaço para respirar entre tarefas e compromissos. Há muitos motivos para não se sobrecarregar, incluindo que é loucura se enlouquecer, mas geralmente é sempre melhor chegar mais cedo do que se atrasar. Você não vai querer se estressar por não conseguir cumprir o seu próximo compromisso porque o atual está se alongando demais.

Se você tiver um tempo extra, isso é ótimo! Não pense nisso como tempo perdido; pense nisso como tempo para respirar. É nesses momentos que você pode fazer os exercícios sobre os quais falamos, como o *Exercício de descompressão em cinco etapas*. Clareie a mente, relaxe, medite, sonhe.

PALAVRAS DE SABEDORIA
Kevin B. McGlynn
Artista internacional de teatro musical

RELAXE, REORIENTE O FOCO

Para alguém como eu, que está sempre viajando, sugiro muitos métodos pessoais e particulares para fazer um relaxamento. Acho que você poderia chamar de meditação. Eu fico tranquilo comigo mesmo, me concentro no trabalho em andamento e visualizo passo a passo como ele será realizado. Eu vejo tudo acontecendo através do olho de minha mente. Trata-se de um plano de jogo que utilizo como uma base da qual posso desviar ou a partir da qual posso elaborar, dependendo do que está acontecendo no momento.

Inale rosa, exale azul. É o que sempre digo a mim mesmo antes de entrar em uma audição ou no início de um espetáculo. É minha maneira de entrar no momento, de deixar o mundo real para trás e liberar todas as preocupações ou energia negativa. Da mesma forma que um prato frio é o inimigo de uma refeição quente, o nervosismo é o inimigo de um artista.

Eu acredito que o relaxamento e o foco são ferramentas essenciais para alcançar o seu melhor desempenho, e que você precisa ter seus pés firmemente plantados no chão, não se encerrar dentro da própria cabeça, especialmente em uma situação de teste, na qual você pode ter apenas alguns segundos para entrar no estado emocional correto da canção de um personagem.

Desatravancar

Adeus, velho; que venha o novo. Eu falei sobre isso no Capítulo 2, mas quero reforçar aqui, porque um espaço organizado propicia pensamentos novos e ideias claras. Acredito que você não consiga se reinventar até que possa desatravancar.

Conforme falamos na primeira parte deste livro, desapegar-se pode ser doloroso. Pode ser a coisa mais difícil do mundo, mas também pode ser purificador. Você não

104 REVER! RENOVAR! REINVENTAR!

tem de jogar coisas fora. Dê em consignação a algumas lojas, e poderá ganhar dinheiro. Há excelentes lojas por todos os Estados Unidos e maravilhosos sites. Trabalhe com um amigo SPARC para ajudar a decidir o que fica e o que vai.

Acumular coisas é se prender, e a reinvenção é se libertar para uma nova forma de pensar. Para poder ter o espaço psíquico para se reinventar, você precisa desatravancar.

A propósito, não se trata apenas daqueles objetos tangíveis nos quais você tropeça no corredor. Desatravancar também significa dar uma boa olhada em seu computador e garantir que ele esteja arrumado e organizado.

▶ Não salve arquivos em sua área de trabalho. Além de logo começar a parecer uma colcha de retalhos de loucura aleatória, a área de trabalho não é um lugar seguro para os arquivos.

▶ Construa sistemas de pastas e utilize-os. Não fique com preguiça. Comece com "Documentos" e crie uma hierarquia de pastas para você sempre saber onde seus arquivos estão. Crie uma pasta "Documentos" e dentro dela uma pasta para "Casa" e "Trabalho". Na pasta "Casa", talvez tenha mais pastas discriminadas por "Contas", "Listas de endereços" e assim por diante. E na pasta "Trabalho", talvez mais pastas divididas por "Faturas", "Propostas", "Memorandos" e assim por diante.

O mesmo vale para o e-mail. Cada servidor oferece possibilidade de organizar suas mensagens em arquivos. Use esses arquivos! Se você tiver um cliente que regularmente envia e-mail, esse cliente pode ter o seu próprio arquivo. Se houver inúmeros projetos complicados que você faz para esse cliente, pense em organizar suas pastas dessa forma.

Adquira o hábito de sempre abrir um e-mail, ler o seu conteúdo e, em seguida, apagá-lo imediatamente ou guardá-lo em uma pasta apropriada. Caso não faça pedidos regulares a um fornecedor que envia e-mails diariamente para você, cancele o envio. Após um tempo, não há muita coisa de valor que venha de "solicite por e-mail". É tudo supérfluo. Faça um favor a si mesmo e apenas cadastre seu e-mail para coisas que sejam de seu interesse direto e diário.

Há muitos livros por aí sobre organização e arrumação, assim como centenas de sites que podem ensiná-lo a deixar seus arquivos de computador organizados em um sistema realmente personalizado para atender as suas necessidades. Você precisa encontrar esse sistema; eu não posso criá-lo para você. Tudo o que posso fazer é mostrar-lhe como você pode começar a se sentir menos sobrecarregado e mais no controle de seu dia.

Finanças

Apesar de trabalharmos para viver (ainda que alguns se gabem por viverem para trabalhar), nós nem sempre consideramos que ter as finanças organizadas é uma forma de trazer clareza e foco para nossa vida cotidiana – profissional ou não. Mas deveríamos.

Quando seu dinheiro está sob controle e sendo usado com responsabilidade, você não só fica livre para não se preocupar com dinheiro como também compra a liberdade de que precisa para começar a explorar quais poderiam ser as opções se você não tivesse o emprego atual, com o salário que está ganhando. Isso permite que você avalie de quanto dinheiro precisa para viver, e de quanto mais você poderia precisar para mudar de estilo de vida.

Não importa a sua idade, encontre um consultor financeiro em quem possa confiar e faça também a própria avaliação financeira. Sempre há pesos e contrapesos. Além disso, não permita que ninguém tenha total controle sobre o seu dinheiro.

PALAVRAS DE SABEDORIA

Lee Koenigsberg

Consultor financeiro

ASSUMINDO O CONTROLE SOBRE SUAS FINANÇAS

Todo mundo deveria ter um testamento, uma procuração e um plano de saúde. Até uma pessoa jovem e solteira, que tenha apenas bens de pouco valor, pode sofrer uma crise médica (para isso o plano de saúde), um evento com grave incapacitação (por isso a procuração) ou uma morte prematura (para isso um testamento). Esses documentos nos dão total controle sobre quem vai tratar dos assuntos caso algum desses infortúnios venha a ocorrer. Todos esses documentos precisam ser revisados periodicamente para: 1) refletir as mudanças em sua própria vida (casamento, nascimento de um filho); e 2) a adequação contínua das pessoas nomeadas nesses documentos que devem agir em nosso nome.

Achamos que, quando finalmente conseguimos um emprego com salário decente, podemos desfrutar totalmente dele; afinal, nós merecemos: um apartamento que pode ser mais caro do que manda a prudência, um enorme guarda-roupa na moda, idas frequentes a restaurantes/bares e assim por diante. Ainda que houvesse alguma garantia de que esse "trem da alegria" de um bom salário fosse eterno (um cenário improvável), a concessão de uma gratificação imediata vem com um preço exorbitante.

Os dois importantes objetivos universais que devem ser incluídos na lista de todas as pessoas são: 1) um fundo de emergência e 2) aposentadoria.

O fundo de emergência é uma reserva que fica disponível no caso da pessoa perder o emprego ou sofrer algum tipo de revés financeiro catastrófico. O fundo deve ser capaz de cobrir todas as despesas de subsistência por um período de três a seis meses (dependendo do especialista financeiro de cada um). Esse fundo deve ser investido de forma conservadora.

E, finalmente, tire tempo para pensar sobre aposentadoria. Embora haja uma tendência de as pessoas renunciarem à idade tradicional de aposentadoria e continuarem trabalhando, a probabilidade é de que cada um de nós precise contar com um pé-de-meia se/quando pararmos de trabalhar, especialmente no caso de aposentadoria involuntária, demandada pelo empregador.

Mantendo o foco perto de outras pessoas

Há duas coisas a serem consideradas aqui. A primeira é se manter focado em um mundo no qual todos parecem trabalhar para tirá-lo do sério – desviando-o do rumo, perturbando-o, atrapalhando sua programação – e tentar trazer as pessoas para baixo da sua asa de "foco".

Quando pego famílias como exemplo, brinco que nem sempre são os filhos que tentam tirá-lo do sério. Às vezes, é o seu pessoal; às vezes, é o seu gerente. Às vezes, é uma pessoa atrás do balcão ou do outro lado da linha quando você telefona para o atendimento ao cliente, ou qualquer outra infinidade de situações. Seja qual for o caso, manter o *foco* pode ajudá-lo a enfrentar essas circunstâncias.

PALAVRAS DE SABEDORIA
Cheryl Raymond

Gestora de programas públicos e eventos especiais da Biblioteca Pública de Nova York para Artes Cênicas no Lincoln Center

ENFRENTANDO A BUROCRACIA

Depois 35 anos de trabalho para uma grande instituição sem fins lucrativos, aprendi a utilizar as seguintes técnicas para conseguir bons resultados:

1. Escuto e reconheço a contribuição de minha equipe de apoio e tudo o que eles fizeram para que um evento seja bem-sucedido;
2. Lembro-me de que às vezes conseguimos melhores resultados entrando pela porta dos fundos, em vez de pela da frente;
3. Acompanho a tecnologia para melhorar meu trabalho e aproveito todas as oportunidades de desenvolvimento e de formação profissional que minha empresa oferece;
4. Sou organizada e me comunico não apenas com a equipe que trabalha diretamente comigo mas também com as pessoas que trabalham com eles.

Lidar com o público nem sempre é fácil. Um sorriso simpático e as palavras "por favor" e "obrigado" ajudam muito.

Foco para influenciar outras pessoas

A segunda coisa a considerar é como você pode utilizar o seu foco para influenciar os outros – não seus subordinados ou seu parceiro ou seus filhos –, para que façam o que você gostaria que fizessem.

Tenho uma excelente história sobre isso. Conheci Karen Radwin, a diretora-executiva do Hope Lodge Program[10] da Sociedade Americana de Câncer, alguns anos atrás, em um evento de arrecadação de fundos. Durante o evento, roupas com pouco uso eram leiloadas, e os rendimentos, revertidos à Hope Lodge.

Notei uma mulher vestindo um belo casaco preto de paetês e comentei que achava bonita aquela roupa. Alguns minutos depois, Karen se aproximou trazendo um casaco preto de paetês, com uma etiqueta de preço pendurada na manga. Fiquei atordoada. Karen disse: "Aqui está o seu novo casaco".

Essa foi uma primorosa demonstração de foco. Embora estivesse na festa, conversando de forma casual, Karen estava fortemente focada, prestando atenção ao que as pessoas estavam querendo comprar e elaborando estratégias de como conseguir atendê-las, ao mesmo tempo que beneficiava a causa.

O foco é manter os olhos abertos. É ver oportunidades para além do momento presente, ao mesmo tempo que permanece no momento. É assumir riscos calculados e reunir todas as peças. É preciso uma mente clara para fazer isso, e é uma habilidade incrível e poderosa que vale a pena dominar. Você tem de primeiro ser capaz de avaliar o seu público e, em seguida, saber qual o espetáculo que precisa apresentar para ele.

Lembre-se: não há nenhum negócio como o *show business*, e todo negócio é um show.

PALAVRAS DE SABEDORIA

Karen Radwin

Diretora-executiva, Programa Hope Lodge da
Sociedade Americana de Câncer

CONSEGUINDO O QUE VOCÊ QUER, APESAR DOS OUTROS

Egos e personalidades podem se colocar no caminho do progresso. Embora dê trabalho, descobri que carregar a responsabilidade de controlar o próprio

---

[10] Programa Alojamento da Esperança, em tradução livre. [N. da T.]

ego pode fazer você ganhar pontos com os outros. Se você se concentrar no que é importante e mantiver o seu ego sob controle, os outros acabarão amolecendo e o sucesso será mútuo.

Quando se trata de ajudar os outros a superar obstáculos, acredito que é importante o gestor assumir o papel de facilitador. Os gestores são guardas de trânsito e solucionadores de problemas. Eu tive de gerenciar situações em que dois lados não estavam trabalhando bem juntos. Nesses casos, reúno os lados para entender o problema e a dinâmica e, então, me encontro com cada grupo isoladamente para identificar o que verdadeiramente está no âmago dos problemas. Ao descascar as camadas e chegar ao centro, você adquire uma compreensão do que cada lado realmente precisa. A partir daí, você pode trabalhar árdua e longamente para romper a distância que existe entre as partes. Isso requer empenho de todas as partes envolvidas, mas, se todos estiverem dispostos a fazer um esforço, você verá resultados. Em certo momento, você consegue determinar se uma das partes está meramente concordando da boca para fora. Nesse caso, você precisa parar de perder tempo e lidar rapidamente com a situação de uma forma diferente.

Todos nós temos de lidar com burocracia em nossas vidas; a chave é entender o processo que a empresa ou organização tem. Eu acho que nós muitas vezes acreditamos que pegar um atalho nos levará ao destino mais rapidamente do que seguindo o roteiro estabelecido pelo ambiente. Quando isso acontece, realmente não chegamos a lugar algum e acabamos precisando investir o tempo que deveríamos ter usado inicialmente para seguir o processo normal.

Aqui estão minhas cinco dicas para manter o seu projeto focado:

1. **Saiba o "o quê" e o "por quê":** você precisa ter uma justificativa sólida para assumir um projeto. Faça o seu dever de casa. Obtenha todos os fatos antes de começar.

2. **Envolva o "quem":** selecione as pessoas certas cuja experiência e talentos complementem o trabalho que precisa ser feito.

3. **Estabeleça "como" e "quando":** determine regras básicas de comportamento para o esforço para o projeto, envolvendo tudo, desde cronogramas e agendas até o que se espera em termos de confiança e respeito dos outros membros da equipe.

110 REVER! RENOVAR! REINVENTAR!

4. **Afaste-se; cozinhe em fogo brando:** quando achar que já tem tudo planejado, distancie-se do projeto e, em seguida, reaproxime-se. Pequenos ajustes podem ser de grande ajuda.

5. **Aproveite a jornada:** parte do que torna o resultado final satisfatório é desfrutar da forma como se chegou lá. Tome nota das partes do processo que foram especialmente agradáveis, assim como das que não foram, e utilize essas descobertas como subsídio para o próximo projeto.

Foco com o SPARC

Sim, o seu amigo SPARC vem a calhar para tudo! Você se lembra de quando eu disse que você dirige o carro em sua viagem, enquanto o amigo SPARC consulta o mapa? Isso é fundamental quando se trata de *foco*, pois quem melhor para acender[11] a preocupação com o foco do que um amigo SPARC?

Trabalhe com seu amigo SPARC para que ele o auxilie em sua jornada. Concentre-se nos seguintes pontos:

▶ **ESTRATÉGIA:** o que você precisa aprimorar? Faça uma lista de cinco elementos diferentes em sua vida que precisem de sua atenção. Mostre a lista para seu amigo.

▶ **PROPÓSITO:** por que esses elementos acima de todos os outros? Elenque três motivos. Seja o mais específico possível.

▶ **ANÁLISE:** quais são seus sonhos e esperanças para esses elementos? O que você espera alcançar?

▶ **ENSAIO:** peça a seu amigo SPARC que percorra o plano com você e oriente-o sobre a estratégia, fazendo *brainstorming* e localizando onde as possíveis "bombas" (pessoas, conflitos de agenda) poderiam atrapalhá-lo, enquanto você se concentra naquilo que é necessário.

▶ **COMPROMISSO:** peça a seu amigo SPARC que fique "de olho" em você, certificando-se de que você permaneça no caminho certo e se mantenha "no agora".

Lembre-se: um dos principais fundamentos do foco é se concentrar no *agora*.

---

[11] A autora usa um jogo de palavras, pois *spark* pode ser traduzido como faísca, centelha, "acender", "despertar". [N. da T.]

PALAVRAS DE SABEDORIA
Merri Sugarman
Diretora de elenco, Tara Rubin Casting em Nova York

FOCO NO "AGORA"

Quando seleciono atores, tento realmente criar uma atmosfera que seja solidária e acolhedora para que eles possam realizar o seu melhor trabalho. Casar arte com negócio é sempre o maior desafio. Nem sempre sei se os atores serão fáceis de dirigir. Posso pedir que façam ajustes para eu ter uma ideia de como eles escutam e recorrem às habilidades e técnicas para fazer mudanças de forma inteligente e rápida. Mas a verdade é que nunca sabemos do que um ator é capaz, emocionalmente, fisicamente e em termos de comportamento, até o processo de ensaio.

Meu conselho para entrevistas: não tente se debruçar sobre o que você acha que nós estamos buscando. Você nunca vai descobrir ou estar 100% correto. Concentre-se em mostrar do que você é capaz – em por que você brilha. No final, você pode ser a pessoa certa. Ou pode não ser; não para esse trabalho ou para esse momento, mas, caso se "apresente" bem, poderá ser lembrado de maneira positiva. Sendo convocado ou não, ser lembrado de maneira positiva significa que o futuro trará coisas boas. Pode ser um trabalho, uma referência ou uma recomendação.

Além disso, tente não ficar conversando demais. Isso desvia o foco e a energia. Você precisa estar presente no momento. Eu gosto de pessoas que estão prontas para começar, confiantes e animadas para mostrar o que as torna especiais.

Conclusão

Você perde muito tempo e gasta muita energia desnecessária quando fica operando a sua vida fora do foco. Sempre haverá distrações e ruído disputando a sua atenção e tentando sabotar seus esforços, mas você pode se treinar a desviar disso e a gastar sua energia em atividades que fujam da roda de *hamster*.

5
Aparência

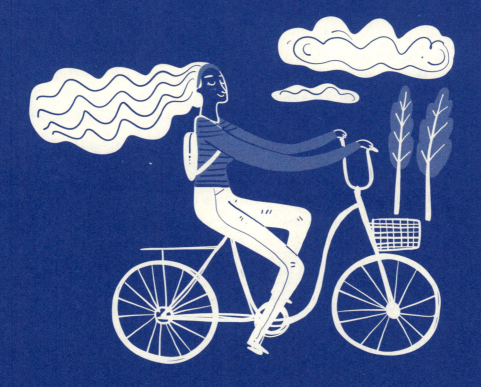

Nada faz mais sucesso do que a aparência do sucesso.

Christopher Lasch

Ela entrou sozinha na sala de forma desajeitada e silenciosamente sentou-se na fileira de trás. Na maior parte do tempo, ficou olhando para os sapatos. Ela vestia um *top* de cetim vermelho que parecia emprestado do armário de uma colega e uma saia lápis um pouco justa demais que abraçava suas curvas.

Suas roupas mostravam uma confiança vistosa, mas o seu comportamento não. Em vez de se dirigir às pessoas com uma saudação tão ousada quanto a blusa que vestia, ela se sentou sozinha. Após alguns minutos, foi para a mesa de bufê onde os outros conversavam em pequenos grupos. Ela passou pela multidão, colocou um sanduíche no prato e voltou direto para o seu lugar.

Embora tivesse passado despercebida pela maioria dos outros no grupo, a moça me intrigou. Ela não era o tipo de pessoa que normalmente iria para um seminário de *network* – não era um dínamo social – e eu tinha de saber por que ela estava ali, para ajudá-la a ganhar algo com aquela experiência.

Apresentei-me a ela e comecei a puxar assunto. Ela assentia com a cabeça e murmurava algo em resposta. Perguntei-lhe sobre a cor vermelha, se era uma de suas favoritas, e ela olhou para mim como se não conseguisse imaginar por que eu estava perguntando aquilo. Em seguida, cruzou os braços sobre a blusa.

— Louise — perguntei —, o que você espera aprender neste seminário?

— Bem — ela respondeu —, eu realmente gostaria de encontrar um novo emprego, então esperava fazer alguns contatos. Fazer *network*, entende?

Seu sorriso foi caloroso e sincero. Senti-me compelida a ajudá-la.

— Como você acha que fará esses contatos ficando o tempo todo sentada lá no fundo?

Ela deu um sorriso novamente.

— Eu tenho um pouco de medo de falar com pessoas que não conheço. Acho que sempre fui muito tímida — ela disse.

E cruzou os braços sobre a blusa novamente.

Em vez de esperar que ela percebesse a ironia de tentar permanecer no anonimato em um evento de *networking*, eu lhe dei um empurrãozinho. Quanto mais eu falava com ela e quanto mais ela se abria para mim, mais ficava evidente que Louise era um exemplo clássico de alguém que não tem senso de marca própria – que talvez tenha lido um livro sobre como se vestir para se destacar em um evento social, mas que então estava vestindo uma roupa que a fazia se sentir ainda mais autoconsciente e retraída do que já era.

Em nossa breve conversa soube que ela detestava ser o centro das atenções, mas que adorava ajudar os outros, que realmente gostava de fazer parte de uma equipe vencedora, mas que nunca quis crédito pelo que fez.

Ela precisava muito de uma renovação, mas não tinha ideia disso. Mostrava estar desconfortável com suas roupas, mas havia muito mais além disso. A maneira de se portar, a forma de manter o corpo – os sinais de que ela não sentia que sua aparência estava à altura eram visíveis; a falta de confiança interna se insinuava para fora. Ela sabia que não estava se mostrando da melhor forma possível, mas não sabia por onde começar a se corrigir.

Louise não está sozinha. A maioria das pessoas anda por aí sem saber como é vista e se autossabotando a cada passo. A boa notícia é que, quanto mais você cresce internamente (à medida que você se desenvolve de autossabotador para uma pessoa de sucesso, o que você aprenderá neste livro), mais você floresce externamente.

A aparência é importante por muitos motivos. Tudo está embrulhado em sua embalagem. Neste capítulo, vou guiá-lo através dos elementos essenciais da aparência e vou orientá-lo a descobrir se aquilo que você expõe para todo mundo ver o está ajudando ou atrapalhando.

Deixe seu amigo SPARC ajudá-lo a brilhar!

É mais fácil falar a alguém sobre suas inclinações sexuais do que sobre sua aparência. Por isso é especialmente importante ter um amigo SPARC que, além de ter um senso de estilo, tenha um senso de compaixão quando se trata de sua imagem.

Embora você possa ser sensível e se sentir atacado por críticas em relação a sua aparência e seu comportamento, tente manter a mente aberta! Lembre-se de que você escolheu seu amigo SPARC (ou amigos) porque quer que ele seja sincero. Essa é uma pessoa (ou pessoas) que está apenas cuidando de você, e alguém que você acredita que fornecerá as informações que precisa ouvir de forma gentil e construtiva.

Todo mundo tem defeitos no aspecto exterior, mas o que nem sempre vemos são nossos atributos. Não é trabalho de um amigo SPARC apontar essas falhas, e sim ajudá-lo a enxergar aquelas partes de você que têm uma boa aparência. No restante deste capítulo, trataremos dos elementos que mencionamos aqui.

PALAVRAS DE SABEDORIA

dra. Katherine Mastrota

Diretora do Centro de Atendimento do Omni Eye Surgery

É MELHOR PREVENIR DO QUE REMEDIAR

A higiene visual é importante, sobretudo com trabalho prolongado de perto ou com o uso de computador. Pausas regulares de um foco próximo, ergonomia adequada e iluminação, assim como distância apropriada de trabalho e prescrição de óculos, podem reduzir a fadiga, dores de cabeça e cansaço ocular associados a certas tarefas. Também é fundamental manter uma frequência normal de piscar os olhos, pois uma atividade intensa de trabalho ou o uso de computador tende a reduzir a frequência das piscadas, o que leva ao ressecamento e ao desconforto da superfície ocular.

Faça uma pausa do computador a cada vinte minutos. Você pode até baixar um "piscador" de tela para lembrá-lo!

Faz todo sentido que, se sofremos de desidratação, o mesmo ocorra com a superfície ocular. Recomendo aos meus pacientes que fiquem atentos ao consumo de líquidos e sugiro que o aumentem (adequadamente) caso esse consumo pareça abaixo do ideal.

Pequenas mudanças, embora importantes, podem ser fundamentais para retardar ou prevenir mudanças negativas na superfície ocular em decorrência da idade, do ambiente, de doença e do uso de lentes de contato. Pense à frente.

No âmago

A aparência se trata do cabelo, da pele e da roupa, mas, antes disso, se trata realmente do seu "âmago". Essa é a parte de você que mantém unido todo o resto – o tronco da sua árvore; seus braços, pernas, cabeça e pescoço são os ramos. Se não estiver funcionando, quase todo o resto também não estará. O exercício físico é seu amigo nesse ponto. Ter um âmago forte depende de treinamento físico, sobre o que falaremos adiante neste capítulo.

A postura é provavelmente o aspecto mais importante de sua aparência que depende de seu âmago. Muitas pessoas têm uma postura terrível, e isso diz muito sobre a capacidade delas de alcançar o sucesso. Quando os seus ombros ficam arqueados para a frente, você imediatamente transparece insegurança. Não importa quanto você se sinta confiante, sua má postura grita para os outros: "Eu não consigo lidar com isso" e "Eu não posso fazer isso" e "Por favor, não me notem; eu sou o pior". Essas não são as mensagens que você quer transmitir para possíveis clientes ou empregadores – ou mesmo para parceiros românticos! Você precisa melhorar a sua postura. Veja como.

Eu quero que você fique em frente a um espelho de corpo inteiro. Até recentemente eu não sabia que muitas pessoas não possuem um espelho de corpo inteiro, o que parece loucura para mim. Na verdade, acredito que ver a si mesmo em um espelho de três lados, de modo a poder ver todos os seus ângulos, é a melhor maneira de ver a si mesmo, pois é a forma como os outros vão vê-lo. Mas a maioria das pessoas não tem um quarto em casa para instalar espelhos de três lados.

De qualquer forma, enquanto estiver de pé diante desse espelho, para poder se ver de lado, quero que você coloque o seu peso um pouco para a frente, para ficar sobre a planta dos pés, mas deixando os calcanhares firmes no chão para manter a estabilidade. Você saberá se está parado corretamente se pedir a um amigo que o empurre levemente para desequilibrá-lo. Se vacilar, é porque não está equilibrando seu peso corretamente.

Não levante os ombros nem empurre-os para trás. Em vez disso, levante a partir dos ossos do quadril (você ganhará dois centímetros de altura se fizer isso). Mantenha os ombros na linha dos quadris e alinhe as orelhas em relação aos ombros. Agora respire profundamente com o ventre, para enviar oxigênio ao seu sistema.

Eis um bom exercício para desenvolver uma respiração forte: inspire e segure a respiração por dez segundos; em seguida, solte o ar lentamente. Aos poucos, aumente os segundos em que você prende e solta a respiração. Você pode fazer isso enquanto caminha para o trabalho ou o supermercado, ou a qualquer momento em que estiver com a postura ereta.

Uma boa postura não serve apenas para quando estiver de pé. Ao se sentar, procure prender o seu corpo na cadeira, como se você pudesse ficar de pé em um instante. Isso significa sentar mais na beirada da cadeira, sem apoiar seu peso nos ossos do quadril. Mais uma vez, respire profundamente pelo ventre.

A respiração que você vai fazer em pé ou sentado tem muitos benefícios. Além de ajudá-lo a manter o corpo de forma correta, ela vai reduzir a sua frequência cardíaca e fazer você se sentir menos ansioso e mais centrado no momento. Consequentemente, você parecerá mais confiante e falará com mais confiança, porque a respiração terá tornado a sua concentração mais aguda.

Modo de andar

Sim, a forma de caminhar é parte de sua aparência, e você é julgado por isso o tempo todo. Seja você do sexo feminino ou masculino, é importante ser gracioso ao andar. Seja leve sobre os seus pés. Não bata os pés como um cavalo; caminhe com dignidade e orgulho, como alguém que se leva a sério e se preocupa com a aparência. Ao caminhar, abrace "uma dignidade inata". Caminhe com um propósito – como se estivesse no comando do mundo.

O que vestir e o que não vestir

Um dos maiores erros que as pessoas cometem com a roupa é que elas tendem a ficar presas na época em que sentiam estar no seu "ponto alto" – a época de suas vidas em que se sentiam mais bem-sucedidas, felizes e no controle. Esse é um grande erro!

Eu tinha um vestido xadrez preto que eu amava mais do que tudo na sétima série, mas certamente não poderia usar esse vestido agora. Acho que nem a minha perna esquerda caberia nele! Mas encontrei um vestido xadrez preto de botões muito aconchegante que uso nos dias em que preciso sentir um pouco do conforto dos momentos alegres e despreocupados do passado.

O que não cresce morre. Lembra? Você conseguiria imaginar uma árvore mantendo suas flores da primavera durante todo o verão, outono e inverno? Árvores floridas são tão bonitas em setembro; em abril elas parecem um pouco ridículas. O mesmo vale para você e suas roupas.

"Será que estou velha para usar isso?", "Será que essa peça me engorda?". Se você estiver se perguntando esse tipo de coisa, acho que já sabe as respostas. Você precisa se vestir de modo a valorizar não apenas a sua idade mas também o seu tipo de corpo.

Seria impossível abordar todas essas questões com cada pessoa individualmente; assim, considere as recomendações a seguir como orientações gerais. Para entender mais especificamente como se vestir para a sua idade, tipo corporal e profissão, eu recomendo que faça uma consulta com um *personal shopper* a cada três ou cinco anos. É uma despesa que vale a pena porque a experiência vai ajudá-lo a entender como se vestir e lhe dará informações sobre o que comprar e como vestir roupas daqui para a frente. Às vezes, uma despesa é um investimento, e esse é um ótimo exemplo disso!

Quando for fazer compras após essa consulta, peça o conselho de vendedores na loja. Você não precisa escutar a tudo, mas pegar algumas opiniões de pessoas que passam a vida olhando clientes experimentando roupas. Assim, você voltará para casa com compras que não ficarão apenas penduradas em seu armário com as etiquetas pelo resto da vida.

PALAVRAS DE SABEDORIA

Angelo Lambrou
Estilista/designer de roupas

SINTA-SE BEM, SINTA-SE BELO

Vestir-se ficou muito mais informal e menos interessante. A vida tornou-se muito mais acelerada. A maioria das pessoas tornou-se menos interessada em parecer especial em uma vestimenta que a represente, e parte do motivo é a própria indústria da moda. Muitas opções, muita informação, muitas opiniões contraditórias!

Eu acho que as pessoas deveriam dar uma boa olhada no espelho (ou, melhor ainda, consultar um estilista) a cada dois anos para avaliar em que ponto da vida elas estão e como o seu corpo está mudando. Em um mundo em que tudo é facilitado para você, o individualismo se tornou menos importante e tem levado a uma incapacidade de decidir o que funciona melhor para si, em termos de conhecimento de moda, partindo de uma perspectiva própria.

A maioria das pessoas simplesmente se baseia nas tendências e no que a indústria da moda dita, mas, infelizmente, aquilo que é empurrado para você vestir nem sempre se ajusta ao seu estilo, personalidade ou tipo de corpo. Há necessidade de mais esforço para identificar o que você, pessoalmente, gosta e não gosta por si mesmo. Isso estabeleceria as bases para tomar a decisão certa.

As pessoas são diferentes; de diferentes formas e tamanhos. Sendo consciente de seu corpo e identificando os pontos fortes e os pontos fracos para se vestir adequadamente, sua aparência causará a melhor impressão.

Sentir-se bem em suas roupas faz com que você fique bem em suas roupas, e isso cria uma imagem de positividade que você projeta para o mundo. Ter uma boa aparência pode ser uma experiência única. Pode lhe dar a oportunidade de um encontro; pode levar a fazer novos amigos e também será útil para conseguir aquele emprego que você sempre quis.

Calçando sapatos

Antigamente, quando eu viajava para o exterior, sempre conseguia identificar quem era norte-americano olhando para os sapatos. Agora não mais. Tendemos a nos atrair pela perspectiva de ter um monte de pares de sapatos incrivelmente baratos, quando o que realmente deveríamos fazer é investir em sapatos clássicos de maior qualidade. Não é só porque os sapatos estão em liquidação (ou porque são bonitos) que devemos comprá-los.

Se você não for uma mulher graciosa, então precisa esquecer o salto agulha. Se você não tem um bom equilíbrio, então as plataformas não são para você. Você não tem de usar sapatos de velhinha, mas o motivo de usar sapatos é ter algo nos pés com que você possa caminhar. Se você não consegue andar com determinado par de sapatos, então não deveria usá-lo.

Estou falando com os homens também. Vocês podem não estar cientes disso, mas também estão sendo julgados por seus sapatos! Senhores, não se deixem levar por uma pechincha. Invistam em pares de sapatos bons e caros e vocês não errarão. E, por favor, mantenha-os engraxados, com o solado e o salto novos, quando necessário – isso vale para homens e mulheres. Calçar sapatos surrados é uma demonstração mortal de desleixo.

A melhor hora para experimentar sapatos é no final do dia, quando os seus pés estão inchados, depois de andar o dia inteiro.

Com o passar dos anos, os pés também são afetados. À medida que você envelhece, seus pés incham. Assim é a vida. Se você não usa um determinado par de sapatos há anos, provavelmente é hora de se livrar dele e substituí-lo por um par de sapatos de melhor qualidade, e meio número maior, que você realmente use e de que goste. Estou falando de sapatos do dia a dia.

Já o critério para os sapatos sociais, sem dúvida, é diferente. Vou lhe contar um pequeno segredo: sapatos de dança profissional. Eles são caros, sim, mas são eternos, bonitos e feitos para… dançar. Você é aquela pessoa que tira os sapatos no meio do casamento? Você consegue aguentar firme a noite inteira, sem dor, se usar sapatos profissionais de dança. Pense nisso.

PALAVRAS DE SABEDORIA

Alan Matarasso

Cirurgião credenciado de plástica estética,
Nova York

SALVANDO O ROSTO

À medida que envelhecemos, perdemos volume; assim, o preenchimento dessas áreas pode ser feito por meio de cirurgia. O rejuvenescimento cosmético é feito para aumentar o volume e tratar as linhas do rosto.

A prevenção é a melhor solução – manter um bom tratamento e programa para cuidar da pele e realmente fazer tratamentos para os sinais que pioram com a idade é essencial.

Comece ainda jovem a evitar danos à pele. Intervenha quando necessário. Cerca de 90% dos danos causados pelo sol ocorre antes dos 22 anos; por isso, especialmente os jovens deveriam usar bloqueador solar diariamente. Pense na sigla PIM:

Prevenção

Intervenção precoce

Manutenção

No mundo ideal, você age ainda na juventude – intervenções não cirúrgicas para cuidar da pele. Quando você chega a determinado ponto, é realmente preciso combinar soluções cirúrgicas com não cirúrgicas. A cirurgia estética vai sanar a frouxidão e a pele flácida. Os procedimentos cosméticos não cirúrgicos ajudam a suavizar as linhas finas, pigmentos irregulares, manchas marrons, rugas e assim por diante. Na melhor das hipóteses, as pessoas estariam empregando os dois tipos de procedimento. Você deve começar cedo.

Determinar se alguém é o candidato certo para cirurgia plástica depende de uma série de fatores, incluindo o histórico da pessoa, objetivos e exames. Além disso, um bom cirurgião plástico oferece alternativas.

Há muito falatório sobre o *lifting* líquido, e é aí que as pessoas acabam caindo no ridículo, quando colocam enchimento demais na tentativa de "levantar" o que está solto. Elas fazem preenchimento no rosto para evitar a cirurgia. Elas se sabotam indo além do que deveriam com a quantidade de líquido ou fazem uma aplicação agressiva de uma só vez e não ficam com boa aparência. A abordagem correta seria fazer um pouco de preenchimento e, então, manter o resultado para que pareça natural. E então, em determinado momento, você precisará de cirurgia; apenas preenchimentos não vão levantar a flacidez da pele. É como dizer: "Devo comprar meias ou sapatos?". Você precisa de ambos. Eles se complementam e se reforçam mutuamente. "*Lifting* levanta e preenchimentos preenchem."

Os homens têm de ter cuidado especial quando submetidos a procedimentos estéticos cirúrgicos e não cirúrgicos para evitar exageros. As mulheres têm mais opções, e o que fica bom para uma mulher nem sempre será tão bom para um homem. O que é comum para homens e ajuda a dinamizar a sua aparência à medida que envelhecem é o *lifting* de pescoço e o de pálpebra. Outros procedimentos podem fazer o rosto do homem parecer muito artificial.

Antes de se submeter a uma cirurgia cosmética, certifique-se de que seu cirurgião esteja casando a sua condição biológica que o desagrada com o tratamento adequado. Você também precisa entender as limitações da cirurgia cosmética – o cirurgião deve trabalhar dentro do que é possível. Por fim, você deve trabalhar com um cirurgião plástico honesto e licenciado, que lhe forneça todas informações sobre todas as opções disponíveis, além dos riscos, complicações e tratamentos alternativos. É importante trabalhar com alguém que seja honesto com você.

O segredo é fazer as intervenções em determinadas fases da vida, na quantidade certa e com o cirurgião adequado. Há muitos bons cirurgiões que podem conseguir um bom visual sem cirurgia. O objetivo é ter uma aparência melhor, e não diferente da sua.

A conclusão é cuidar de si mesmo. As pessoas ficam confusas e acham que intervenções estéticas cirúrgicas e não cirúrgicas são intercambiáveis. Elas funcionam lado a lado, não necessariamente de forma isolada.

Simplesmente enfrente!

Nós tendemos a favorecer a década em que éramos mais felizes não só com o guarda-roupa mas também com o cabelo e a maquiagem. Bem, você não está ficando mais jovem, a vida é assim mesmo. Se tentar aparentar 20 anos, quando na verdade está com 50, apenas ficará ridículo.

Você deve fazer *botox* ou um *lifting* facial? Isso é com você. Você carrega a sua vida no rosto à medida que envelhece. Se achar que se sentirá melhor suavizando um pouco as marcas desses "tempos difíceis", então é isso o que deve fazer. Só não exagere!

124 REVER! RENOVAR! REINVENTAR!

Uma coisa que as pessoas esquecem de enxergar, com o perdão do jogo de palavras, são seus óculos. Nada faz uma pessoa parecer mais ultrapassada do que um par de óculos velho. A cada estação há algumas tendências peculiares que você pode achar atraentes para acentuar seus traços. Não estou dizendo que você precise mudar de óculos quatro vezes ao ano! Mas, talvez, quando fizer um exame de vista a cada dois anos, ou mais, dê uma olhada nas armações disponíveis. Se a sua prescrição mudar, pense em uma nova armação, em vez de apenas substituir as lentes de seus óculos antigos.

Os rapazes devem prestar atenção em seus pelos faciais. As tendências mudam o tempo todo. Poucas coisas fazem você parecer mais ultrapassado do que um estilo de bigode que foi popular em outra década e que ainda não se tornou uma "moda retrô".

E os dentes! Muitas pessoas não percebem o impacto que os dentes causam em sua aparência e em sua saúde. A limpeza regular dos dentes é essencial. Examine o seu sorriso. Os seus dentes estão tortos, amarelos ou acinzentados? Todas essas possíveis armadilhas podem ser corrigidas. Aparelhos invisíveis não só corrigem os seus dentes como, por consequência, melhoram sua autoconfiança. Branqueadores de dentes podem ajudar muito. Não estou sugerindo que você tenha dentes que brilhem como lâmpadas de 500 watts e que pareçam muito artificiais. Procedimentos simples e não muito caros estão disponíveis atualmente para recuperar o brilho de seus dentes.

A seguir apresento algumas dicas de "Palavras de sabedoria" para homens e mulheres da maquiadora profissional Lana Gersman, mas tenha em mente que são dicas gerais. Aproveite os balcões de maquiagem em qualquer loja de departamento para uma consulta "grátis" sobre como poderia ser a sua maquiagem (a palavra "grátis" está entre aspas porque, embora não haja cobrança pelas dicas desses profissionais de maquiagem, geralmente há a expectativa de que você compre alguma coisa). Se estiver sendo maquiada diante do espelho, preste atenção na maneira como o profissional está usando as ferramentas e faça perguntas.

Isso também vale para os homens. Não estou dizendo que você deva entupir seu rosto de maquiagem, mas pode ser interessante pegar alguns conselhos sobre a utilização de um hidratante ou sobre suas sobrancelhas. As pessoas notam a pele e as sobrancelhas desgrenhadas e outros pelos faciais que crescem como erva daninha; e, à medida que você fica mais velho, especialmente os pelos das sobrancelhas crescem descontroladamente. Pegue algumas dicas de cuidados e siga-as por conta própria. Você não vai se arrepender!

PALAVRAS DE SABEDORIA

Lana Gersman
Artista da maquiagem para estrelas

EVIDENCIANDO O MELHOR DE SEU ROSTO

Eu oriento pessoas que não percebem que congelaram o rosto na década em que foram mais felizes. É importante atualizar o jeito como você faz maquiagem conforme envelhece. Menos é mais. Você é quem deve se destacar, não a sua maquiagem.

Dicas rápidas para mulheres

Em vez de um rosto cheio de base, tente algo como o Fluid Sheer da Armani, que tem uma grande variedade de tons. Ele ilumina a pele e dá um brilho encantador.

Um corretivo pesado pode cobrir as olheiras, mas, sem dúvida, também vai chamar a atenção para as linhas sob os seus olhos. Eu prefiro um leve toque de uma base líquida em um tom mais escuro do da normalmente utilizada. Quanto mais claro o corretivo, mais facilmente as olheiras aparecem. Uma cor salmão para peles claras e um tom de pele correspondente para as escuras é o meu parâmetro. Aplique também nos cantos internos e externos dos olhos. É uma forma de iluminar o rosto sem que fique muito aparente.

Use a base normal para cobrir apenas as áreas avermelhadas, geralmente em torno dos cantos da boca, sob os olhos e nos cantos internos e externos. Coloque a base em pequenos pontos e espalhe-a. Pulverize essas áreas apenas com um pó invisível. Sobre ele, adicione um bronzeador médio, mas não muito escuro. Concentre-o principalmente na testa, no nariz, na parte superior das maçãs do rosto, no queixo – nas áreas mais expostas ao sol. A questão é não fazer uma máscara, o que muitas mulheres fazem quando ficam mais velhas.

Use um ruge ou *tinted cheeks* nas bochechas, em vez de *blush* em pó, que muitas vezes fica aparente na parte superior da pele. Comece com um pequeno ponto do tamanho de uma moeda de dez centavos em cada bochecha e espalhe, girando o pequeno círculo de cor em círculos maiores, mas certificando-se de que fique um rubor, e não uma mancha.

Sempre passe delineador nas sobrancelhas, mas não as deixe duras ou com cara de tatuagem. Muitas mulheres têm o que eu chamo de "sobrancelhas de girinos", ou seja, a frente é pesada e o resto é muito fino, parecendo o formato de um girino. A sobrancelha deve ser um arco elevado por igual. Aplique uma cor mais suave nelas à medida que você envelhece. Mesmo que você seja morena, use um lápis ou um pó colorido que seja vários tons mais claros.

As mulheres tendem a usar um rímel muito grosso que parece uma teia de aranha aplicada no olho. Parece sujo. Use rímel apenas nos cílios superiores. E se rímel preto for muito escuro, pois a idade às vezes torna a nossa pele quase transparente, então troque-o por um marrom, aplique a maior parte da cor na base dos cílios, em vez de concentrá-lo no comprimento. A saturação na base dos cílios é que realça os olhos. Sempre vejo mulheres com esses horrorosos cílios de aranha, com fios emaranhados em formas assustadoras porque são exagerados. Repetindo: é *você* quem deve se destacar, e não a sua maquiagem.

Sombra blocada nos olhos não deveria existir. Esfumados suaves de cores naturais são a melhor opção. Fazer uma mistura harmonizada é o segredo.

Unhas compridas quadradas são assustadoras. Deixe a unha parecer que cresceu sob a pele e não acima dela. A unha deve parecer suave, delicada e bem cuidada, não uma garra.

Para os lábios, evite cores escuras e sempre verifique se o batom não está manchando os dentes. Ponha o dedo dentro da boca e encoste os lábios em torno dele, então deslize-o para fora da boca. Cores suaves cremosas ou puras e vivas (não escuras) são as melhores. Nossos lábios podem mudar cruelmente à medida que ficamos mais velhas; assim, adicionar uma cor escura pode acentuar os defeitos.

Acredito que o *botox* seja uma grande descoberta. Ele realmente suaviza as rugas. Eu o utilizo desde 2002, sabendo que minha família tem um histórico de linhas profundas na testa. Quando elas desaparecem, a expressão fica mais suave.

O preenchimento não funciona para traços finos. "Meu dermatologista não me deixa usar preenchimentos. Se eu preenchesse as linhas em torno da boca, ficaria parecendo um esquilo", as clientes dizem. Vejo muitas dessas criaturas andando pelas ruas de Manhattan e Los Angeles.

O importante é a sutileza. Você nunca terá a mesma aparência de trinta anos atrás, apenas uma versão melhorada do que você é hoje.

Dicas rápidas para homens

Os homens devem se hidratar imediatamente após o banho. Vejo cada vez mais homens fazendo isso, mas ainda existem muitos que não se hidratam. Se os homens (especialmente os calvos) têm um rosto muito brilhante, devem passar depois um antibrilho em tom médio.

Para cobrir o grisalho, homens tingem o cabelo com cor escura, o que fica muito evidente e ridículo. O cabelo é feito de muitas cores, porém sutis, e por isso eu sugeriria partir para destaques suaves que se misturem com o cinza. O uso de uma única cor atrai o olho direto para ela. *Você* é quem precisa se destacar, não a cor de seu cabelo.

Caso esteja ficando careca, você deve raspar sua cabeça? Acabei de trabalhar com Sting, que recentemente raspou a dele. Ficou ótimo. Ele percebeu que não é mais o homem que era há 35 anos. Agora é marido, pai e avô. Ele tem consciência da própria evolução, na aparência e na música. Vocês também precisam estar conscientes da própria evolução.

Você é o que você come

Minha mãe nunca teve problema de peso e, no entanto, seus filhos tinham sobrepeso. O problema não era como ela nos alimentava. Parte do problema tinha a ver com os genes de meu pai e parte tinha a ver com a maneira como nós mesmos tentávamos nos alimentar. Ainda me lembro de minha mãe dizendo: "Você só precisa sentir o gosto. Não exagere!" quando se tratava de sobremesas e outras coisas que não eram exatamente o melhor para comermos, mas que eram deliciosas.

É um bom conselho. Você não precisa de três colheres de sopa de sorvete – pegue uma. Saboreie a experiência e siga em frente. É assim que a maioria dos programas de perda de peso funciona, como os Vigilantes do Peso. Não se trata de privar-se completamente, mas de priorizar. Os Vigilantes do Peso usam um sistema de pontos; outros sistemas funcionam de outras maneiras. Se estiver seriamente decidido a perder peso para se sentir melhor em suas roupas, consulte um médico e/ou nutricionista e entre em um programa que funcione para você.

Eu não vou me aprofundar demais nisso; este não é um livro sobre nutrição e ginástica, mas o seu peso é um componente muito importante da sua aparência e autoestima; por isso estou chamando a sua atenção para ele. Porém, não significa que você precise ficar obcecado com isso. Lembro-me de uma vez reclamar com meu pai, um veterano da Segunda Guerra Mundial, "Eu tenho pernas grossas!". Sua resposta para mim foi: "Sinta-se grata, pelo menos você tem pernas".

PALAVRAS DE SABEDORIA

John Foreyt

Professor do Departamento de Medicina e do Departamento de Psiquiatria e Ciências Comportamentais da Baylor College of Medicine

PESO SAUDÁVEL

Você não precisa ser magro para ser saudável. O objetivo final para todos é a saúde, e não o peso. Há um intervalo de pesos, e não um número específico na escala, que é saudável para cada um. Somos todos diferentes, dependendo de nossos genes, bioquímica, metabolismo e assim por diante. Deus nos fez de todas as formas e tamanhos e o nosso objetivo é tentar comer de maneira saudável e ser fisicamente ativo todos os dias.

O primeiro passo para a mudança de comportamento sempre é a autoconsciência. Comece fazendo pequenas mudanças, um dia de cada vez, todos os dias. Não é fácil. Se fosse fácil, todo mundo seria magro. Mas, felizmente, as novas orientações recém-publicadas sobre obesidade destacam que uma perda de peso de apenas 3% reduz o risco cardiovascular, melhora a pressão arterial e as taxas de lipídeos e reduz o risco de diabetes tipo 2.

Pessoas que perderam muito peso e conseguiram manter relatam que dormem cerca de oito horas por noite, tomam café da manhã, caminham, mantêm um diário sobre a alimentação, se pesam e têm apoio de uma pessoa ou de grupos. Eu acrescentaria que elas nunca desistem.

Para perder peso, reduzir a pressão arterial, diminuir o açúcar no sangue ou o colesterol ruim (LDL), é essencial mudar a dieta. Um diário sobre a alimentação (que todo mundo odeia porque são chatos e monótonos) deve ser escrito, inicialmente por duas semanas, incluindo o consumo corriqueiro, comidas e bebidas consumidas, anotando as calorias, gramas de gordura, grupos alimentares ou pontos.

Após ter uma ideia de quais alimentos e bebidas você precisa mudar, o próximo passo é buscar as razões de por que é tão difícil mudar uma dieta. Geralmente é uma questão de hábito ou relacionada a emoções, como estresse, tensão, ansiedade, raiva, depressão, solidão e tédio. Não é fácil mudar, mas é possível. Qualquer motivo que você possa identificar pode ser mudado, lentamente.

Nós constatamos que a melhor estratégia para ajudar a mudança de hábitos negativos é fazer caminhadas. Todos nós sabemos que fazer atividade física é bom. Além de queimar calorias, melhora o nosso humor e aumenta nossa sensação de bem-estar, o que facilita a alteração de dieta (é mais fácil comer de forma saudável quando nos sentimos bem do que quando nos sentimos mal). Insisto mais uma vez: caminhar um pouco todo dia funciona. E se puder caminhar mais, é ainda melhor.

Faça exercício!

Novamente, ressalto que este não é um livro sobre ginástica e nutrição, mas estar em forma, estar saudável, realmente faz maravilhas por sua aparência. Além de modificar seu corpo (tamanho de roupas etc.), a boa saúde se evidencia no tom de sua pele. Fazer exercícios regularmente e estar mais forte e em forma permite que você se sinta melhor consigo mesmo, e isso transparecerá em sua aparência.

Minha principal recomendação é que você invista em uma ou várias aulas com um *personal trainer*. Antes de se recusar a ter essa despesa, tenha em mente que você não precisa se comprometer com um treinador (ou mesmo se matricular em uma academia) pela vida toda. Do mesmo modo que o *personal shopper* e o consultor de maquiagem, um *personal trainer* pode analisar seus objetivos e mostrar-lhe como alcançá-los – sem se machucar!

PALAVRAS DE SABEDORIA

Ricardo Morales

Personal trainer *certificado na Equinox*

MANTENDO A FORMA

Nós sempre queremos ajudar as pessoas a alcançar seus objetivos em termos de forma física e garantir que o processo inclua o que elas necessitam. Para descobrir o que um cliente necessita em relação a exercícios, eu realizo uma avaliação física com medições básicas. Eu avalio a mobilidade e a estabilidade com uma Tela de Movimento Funcional e realizo avaliações de força e flexibilidade. A mecânica corporal do meu cliente me informa quais exercícios corretivos são necessários em primeiro lugar, antes de começar a exercitar a força. Assim, consigo adequar a rotina de treino e evitar lesões. Eu trabalho seus pontos fracos e desequilíbrios, e tento explicar por que escolhi aquela abordagem de programação e estilo específico de treinamento e o que ganharão com as rotinas escolhidas por mim.

Converso com meus clientes sobre seus objetivos e analiso suas rotinas e atividades atuais. Mais tarde, quando eventualmente perdem a motivação, eu os lembro do compromisso inicial e dos motivos que os levaram a começar essa jornada. Esse geralmente é um bom momento para reavaliar e rever o progresso, e eventualmente ajustar os objetivos. Mantenho os clientes motivados, informando-os a respeito de seu progresso e estabelecendo continuamente metas atingíveis.

Amo o que faço e sei que os resultados podem ser alcançados se os clientes executarem os programas que criei especificamente para eles. Eu sou muito realista e deixo que eles saibam que entendo que é difícil, mas que, se seguirem o programa prescrito, acabarão vendo os resultados. Eu não deixo que a negatividade me desanime e mantenho uma atitude positiva e otimista, não importa o que aconteça.

Aconselho meus clientes a:

1. Beber bastante água;
2. Dormir mais e melhor;
3. Programar seus exercícios como compromissos;
4. Alternar trabalho de força e cardiovascular.

Conclusão

Qualquer um que diga que a sua aparência não importa está mentindo para você. Ao investir em sua aparência, você está investindo em *você*. Ao investir em você, significa que você sabe o quanto vale, e, ao projetar que você tem valor, o mundo percebe e também acredita nisso.

6 Imagem

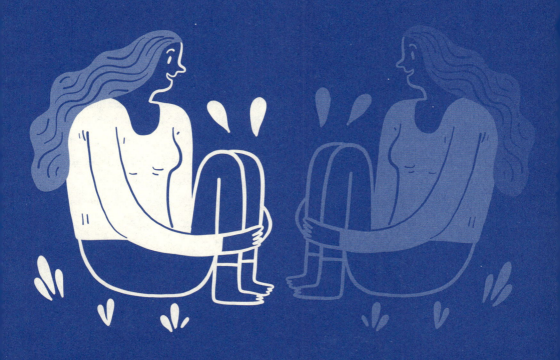

Não há nada pior do que uma imagem nítida de um conceito distorcido.

Ansel Adams

Eu tive a sorte de assistir a uma aula magna organizada pela quatro vezes vencedora do Grammy e superestrela da ópera, "a diva do povo", Renée Fleming. Uma das muitas declarações sábias dela para uma casa lotada no Carnegie Hall foi em resposta a uma pergunta feita por uma jovem cantora. A mulher perguntou que conselho a sra. Fleming daria para aqueles que estão começando no mundo da ópera. Renée, sem hesitar, disse: "proteja a sua imagem na mídia social".

Ela seguiu dizendo que trabalha atentamente gerenciando o que é divulgado a respeito dela, sua vida e sua carreira. Acrescentou ainda que, se uma imagem ruim ou uma citação infeliz for liberada para o grande éter, você corre o risco de se tornar viral.

Você não é uma diva da ópera, mas a mesma lição sobre a mídia social se aplica a você, não importa em que setor econômico trabalha ou quer trabalhar.

Nós apenas analisamos sua aparência – sua aparência física. Mas, hoje em dia, você provavelmente nunca ficará frente a frente com todas as pessoas que precisa impressionar. Elas o conhecerão pelas pessoas com quem você se corresponde, por seus e-mails e sua presença na mídia social. Nessas situações não importa se você está ou não com os dentes clareados. O que importa é que, no mundo unidimensional da interface de um usuário final com uma tela de computador ou revista, você apareça como uma pessoa interessante, intrigante e multidimensional.

Bastante fácil, não é mesmo? (Ah! Não entre em pânico.)

Para se apresentar do modo mais eficaz, você primeiro precisa conhecer a si mesmo, por dentro e por fora. Neste capítulo o ajudarei a chegar ao cerne de quem você é e entender como apresentar essa pessoa ao mundo além da tela.

Neste capítulo, verá também como o fato de não saber quem você é desperdiça o seu tempo e o dos outros e sabota sua capacidade de se conectar com eles. Além disso, descobrirá como a mídia social mudou a forma como você se apresenta e aprenderá como se apresentar de forma multidimensional em um mundo unidimensional.

Tudo se resume a mim!

Sim. Isso mesmo! E também não.

Embora pareça um pouco surpreendente que a Pessoa do Ano da revista *Time* de 2006 tenha sido "Você", agora isso é lugar-comum. A mídia social escancarou o mundo e agora *você* é a pessoa mais influente no mundo de hoje. Nós vivemos em um mundo intensamente "centrado em mim", na verdade cada vez mais "centrado em mim", graças à mídia social.

Se você for de gerações mais velhas, pode estar se encolhendo agora apenas por ouvir as palavras "mídia social". Bem, supere isso. Na última década, o mundo e seu lugar dentro dele têm mudado rapidamente. Considere que, no início do século XXI, realmente nem havia mídia social. Então:

- ▶ O LinkedIn apareceu no final de 2002 e foi formalmente lançado em 2003;
- ▶ O Facebook deu as caras em fevereiro de 2004;
- ▶ O Twitter "quebrou a casca do ovo" em 15 de julho de 2006;
- ▶ O YouTube foi lançado em fevereiro de 2005, mas realmente explodiu quando o Google assumiu seu controle, em 2006;
- ▶ O Instagram surgiu em 2010, mas realmente decolou em 2012 e não demonstra nenhum sinal de parar de crescer;
- ▶ O Google+ entrou no ringue em 28 de junho de 2011;
- ▶ O Pinterest foi inaugurado em setembro de 2011 e realmente veio para ficar.

Em seguida... bem, só os céus sabem o que está sendo preparado agora nos alojamentos das faculdades. A questão é que a mídia social deu um banho na década passada e não parece que vai se esgotar tão cedo.

Também não é apenas "para crianças". Tenho ouvido de muitos clientes mais velhos que a mídia social não era para eles – que sentem estar acima disso, na idade deles, e que de alguma forma seria bobo entrarem na mídia social. Pense da seguinte forma: se alguém neste mundo quiser saber mais a seu respeito, você estará apenas a uma pesquisa do Google de distância. Será que você não gostaria de ter algum controle sobre o que surge ao ser pesquisado no Google?

Leitores mais velhos, tomem nota: de acordo com um estudo de 2013, o uso do Twitter por pessoas com idade na faixa de 55-64 anos cresceu exponencialmente desde 2012 – um aumento de 79%! No Facebook foi um aumento de 46% e, no Google+, de 56%.

Então, caso pense que a mídia social não é para você, você está errado. Ela tem uma tonelada de possibilidades para todos nós. Os usuários mais jovens já sabem o valor e o impacto da mídia social. A próxima geração sequer terá a experiência de um mundo sem ela!

Eu quero que você pense em como realmente ficaram diferentes as formas de você se expressar ao longo dos últimos dez anos – esteja você com 25, 40 ou 65 anos. O mundo tornou-se, e torna-se cada vez mais, "a seu respeito".

Consequentemente, se você tem o mundo bem ali onde você o quer, por que não aproveitar totalmente o poder do "você" e colher todos os benefícios? Por que não buscar o melhor dessa paisagem de "você"?

Isso na verdade tem a ver com um conceito que antecede toda essa loucura de mídia social: a marca pessoal.

Um novíssimo você?

A ideia de marca pessoal parece velha e ultrapassada agora, mas ainda é relevante. E está evoluindo o tempo todo. Por mais importante que seja as pessoas rapidamente entenderem e expressarem a própria marca pessoal, quando peço aos participantes que me digam em poucas palavras quem eles são, 99% das vezes fico diante de olhares vazios.

O problema é que muitos de nós simplesmente não sabemos quem somos. Certamente temos uma ideia, e tentamos fingir quando podemos. Mas isso não é mais uma opção. Somente quando você entender e apresentar o real *você* ao mundo é que será capaz de progredir. Já passou da hora de descobrir isso.

A ideia de trabalhar com amigos SPARC aparecerá em quase tudo o que você faz neste livro, especialmente neste capítulo. Ter alguém com quem repercutir a sua ideia sobre a sua imagem é de valor inestimável, pois é quase impossível se enxergar de forma objetiva.

Vamos analisar o SPARC em relação à sua imagem:

- ▶ **ESTRATÉGIA:** o que você está tentando alcançar com sua imagem?
- ▶ **PROPÓSITO:** por que se apresentar sob a melhor luz possível é importante para realizar a sua estratégia?

▶ **ANÁLISE:** quais elementos de sua imagem atual estão funcionando para você? Quais não estão?

▶ **ENSAIO:** como você concentrará seus esforços para o desenvolvimento de sua imagem?

▶ **COMPROMISSO:** como você tornará a sua imagem impactante e indelével?

Esses fios serão tecidos ao longo deste capítulo, desafiando-o a realmente pensar em todas as decisões que você toma. Siga com a colaboração de um amigo SPARC para assegurar que você siga o plano.

Afinal, quem é você?

Se você não sabe quem você é, não há como se vender para os outros. Você já tentou vender alguma coisa, como um copo de limonada aos vizinhos do bairro, quando era criança? Ou uma televisão nova quando trabalhou em uma loja de produtos eletrônicos para poder pagar a faculdade? Ou uma nova embalagem criativa para um cliente quando nem ele tinha certeza se queria uma nova embalagem criativa? Você sabia em todas essas situações que a maneira de vender essas coisas era entender exata e sucintamente o que estava vendendo e torná-lo atraente ao comprador.

A situação é exatamente igual quando se trata de *se* vender – pessoalmente ou na tela. Tudo se resume a saber exatamente quem você é. Só então é que você pode apresentar-se corretamente.

Qual é o ponto?

Utilizo um exercício em seminários que realmente ajuda os clientes a rápida e facilmente chegar à raiz de quem eles são. Trata-se de algo realmente fácil para qualquer um entender – qualquer um que tenha concluído mais do que o ensino fundamental. Eu chamo esse exercício de "Pontuação Pessoal".

Eu pergunto: se você fosse um sinal de pontuação, qual você seria? Parece uma pergunta estranha, especialmente estranha em uma sala de reunião ou auditório cheio de altos executivos. Mas, em minha experiência, tenho visto que é realmente a forma mais simples de as pessoas resumirem a si mesmas e explicarem quem elas são aos outros.

138 REVER! RENOVAR! REINVENTAR!

Considere o meu caso, por exemplo. O logotipo de minha empresa é a marca registrada "!", em vermelho brilhante. Ela foi inspirada em meu livro *Get to the point!*[12], mas ao longo dos anos tem repercutido como um símbolo de minha mensagem, um símbolo que as pessoas imediatamente identificam.

Recentemente, quando tentava pensar em uma maneira fácil para as pessoas começarem a entender o seu tipo de personalidade, aconteceu de eu olhar para o meu logotipo, e então me dei conta: eu sou basicamente um ponto de exclamação. Eu sou otimista e cheia de energia; sou agressiva e, às vezes, um pouco exagerada. Mas, quaisquer que sejam as emoções que o sinal de exclamação evoque, eu sou definida de forma fácil e confortável por esse sentimento.

Isso me levou a pensar em outros sinais de pontuação e a ver meus amigos, familiares e clientes como pontuação. Comecei a perguntar às pessoas e elas imediatamente entenderam:

- ▶ "Eu sou um 'dois-pontos', porque sempre tenho mais a dizer."
- ▶ "Eu sou um 'ponto e vírgula', porque sou um conector de ideias."
- ▶ "Eu sou um 'ponto de interrogação', porque sempre quero saber mais."
- ▶ "Eu sou um 'ponto-final', porque gosto de dar uma conclusão às ideias e exijo isso dos outros."
- ▶ "Eu sou uma 'vírgula, com um ponto e vírgula surgindo'... uma obra em andamento."

Dê uma rápida olhada na tabela a seguir para ver as características básicas atribuíveis a cada sinal de pontuação e verificar qual melhor descreve a sua Pontuação Pessoal.

---

[12] *Vá direto ao ponto!*, em tradução livre. [N. da T.]

PONTUAÇÃO	O QUE SIGNIFICA	O QUE COMEMORAR	O QUE TRABALHAR MAIS
!	Cheio de energia, inovador, assertivo, ambicioso, entusiasmado, autossuficiente, confiante, determinado.	Sua energia ilimitada, sua paixão.	Seu temperamento explosivo, parecendo muito agressivo, arrogante ou teimoso.
?	Investigativo, ambicioso, curioso, cheio de ideias, criativo, engenhoso.	Sua incomparável capacidade de pesquisa e habilidades de investigação, seu desejo ilimitado de querer saber mais.	Não se permitir realmente "fazer" porque está ocupado demais pensando. Parecer um pouco intrometido demais.
.	Prático, responsável, sensível, lógico, analítico, muito exigente.	Seu planejamento cuidadoso, sua abordagem precisa e científica quanto à vida.	Ser inflexível, não ser aberto a ideias que possam ser diferentes das suas, teimosia.
;	Filosófico, intelectual, estudioso, previdente.	Sua flexibilidade e versatilidade. Sua capacidade de enxergar mais do que um lado em qualquer situação.	Ser inquieto e, por vezes, indeciso em demasia.
:	Metódico, eficiente, organizado, multitarefa.	Sua habilidade impecável de gestão, sua capacidade de alinhar muitos pensamentos alinhados ao mesmo tempo.	Assumir tarefas demais e sobrecarregar os outros.
,	Trabalha em equipe, diplomático, esclarecedor, pacificador.	Sua capacidade de ajudar os outros a entender, seu senso de compaixão, sempre ajudando a causa em questão.	Ser muito indeciso, sacrificar os próprios interesses para o bem do grupo, timidez.

Apesar de cada sinal de pontuação ser importante, uma vírgula pode ser absolutamente crucial para assegurar o sucesso. Como provou Lynne Truss em seu hilário livro sobre pontuação *Eats, shoots and leaves*[13], uma vírgula mal colocada se traduz em um urso panda com uma arma fumegante.

Uma palavra vale mil imagens

Quando alguém pede que você se descreva, você consegue resumir quem você é em um parágrafo ou em uma frase? A maioria das pessoas tem dificuldade com isso. Por esse motivo, eu geralmente peço às pessoas que listem as palavras – podem ser substantivos, verbos ou adjetivos – que melhor as descrevem.

A maioria das pessoas não leva em conta qual é o seu público. Você pode ser uma versão de si mesmo em uma reunião de pais e mestres e outra versão de si mesmo em uma reunião de *networking* de negócios e outra versão de si mesmo em uma reunião com um cliente, mas haverá facetas de você que aparecem em todos os aspectos de sua vida.

Ao esboçar seu parágrafo "sobre você", convém deixar espaço para cerca de dez palavras que atinjam diretamente o público-alvo, dando um exemplo do que você pode fazer para "essas" questões, "esse" projeto, o evento de caridade "deles". Assim, em um discurso de apresentação composto de quarenta palavras, que possa ser expresso em quinze segundos em um elevador, 65% desse discurso pode ser utilizado para todos os públicos, deixando 35% para a personalização.

Quem é você?

Pegue seu diário e abra-o em uma nova página. Agora demore alguns minutos para pensar nas palavras que servem para descrevê-lo e liste dez delas nessa página.

Em seguida, afaste-se um pouco e olhe para a lista. O que você vê? A maioria das palavras é uma parte do discurso? São mais substantivos do que verbos ou mais adjetivos do que substantivos? Em caso afirmativo, qual dessas partes do discurso está predominando?

---

[13] O título do livro faz uma brincadeira para ilustrar como o uso da vírgula pode alterar completamente o sentido de uma sentença. A autora Lynne Truss encontrou o comentário "eats, shoots and leaves" ("come, atira e vai embora") relacionado à dieta de pandas. O correto, sem a vírgula, seria "eats shoots and leaves": come brotos e folhas. [N. do E.]

Leia cada uma das palavras. Como elas soam quando faladas em voz alta? Como elas repercutem com seu amigo SPARC? Algumas delas soam forçadas e artificiais quando saem de sua boca? Alguma realmente o satisfaz? Seu amigo SPARC será de enorme ajuda para você. É extremamente difícil para qualquer um escrever adequadamente sobre si mesmo, por muitos motivos. Porém, mais do que nunca, devemos escrever a respeito de nós mesmos diariamente, seja simplesmente enviando um e-mail em nossa empresa, seja sendo ativo na mídia social. E, uma vez lá fora, estará lá para sempre.

Se algumas de suas palavras listadas soarem forçadas quando proferidas, então você precisa de novas palavras. Volte à lista e continue tentando novas palavras até todas soarem bem.

Fazendo "você" funcionar

Tendo feito sua lista de dez palavras, é hora de criar um parágrafo curto sobre você. Digamos que sua lista inclua palavras como:

1. Entusiasmado
2. Empreendedor
3. Trabalha em equipe
4. Versátil
5. Bem relacionado
6. Detalhista
7. Raciocínio ágil (sem esforço)
8. Facilidade para escrever
9. Articulado
10. Inovador

O próximo passo é duvidar de cada uma dessas palavras:

► **ENTUSIASMADO:** grande coisa. Dê um exemplo de por que isso é importante. Você não se intimida quando surgem obstáculos em seu caminho? Você conduz as pessoas durante as tempestades? Quando foi que isso aconteceu e o que significa para o seu público?

► **EMPREENDEDOR:** excelente atributo. Como isso ajudou sua organização? Você é o candidato dos sonhos ou o pesadelo de seu gerente (dependendo do quanto ele é controlador)?

142 REVER! RENOVAR! REINVENTAR!

▶ **TRABALHA EM EQUIPE:** todo mundo diz isso. Você consegue ser alguém que trabalha em equipe sem medo de dizer o que todos os demais estão pensando, de uma maneira que não seja ofensiva?

▶ **VERSÁTIL:** ah, sem dúvida, todos nós dizemos isso. Mas se você metaforicamente tirou um coelho da cartola, conte-nos como.

▶ **BEM RELACIONADO:** sempre uma característica desejável, desde que você tenha um registro dos contatos. Dê detalhes.

▶ **DETALHISTA:** pode ser uma bela característica, mas talvez você fique enterrado no meio de ervas daninhas. Novamente, forneça um exemplo de como esse atributo ajudou em uma situação real.

▶ **RACIOCÍNIO ÁGIL:** verdade? Prove. Como diz o ditado, como você tira o corpo dos destroços com o seu raciocínio rápido?

▶ **FACILIDADE PARA ESCREVER:** seu chefe se apoia em você para pesquisas? Você tem artigos publicados? Exemplos são necessários.

▶ **ARTICULADO:** se você será o porta-voz da equipe, ou pretende ser, então seu discurso de apresentação precisa ter um tom inspirador.

▶ **INOVADOR:** maravilha. O que você projetou ou criou? Se alguma vez houve um momento da nossa história em que os inovadores são aplaudidos, este momento é agora.

Em nosso discurso de quarenta palavras, você deve dar um exemplo de como esses atributos ajudarão o público para quem você está falando ou escrevendo: 65% devem vir de seu modelo e 35% personalizados para o seu público específico. Você usará esse parágrafo como base de seu discurso rápido de apresentação – quarenta palavras faladas em quinze segundos que o descrevem de forma eficaz. Trataremos mais disso no próximo capítulo.

Esboçando o seu parágrafo

Agora que você se questionou, espero, com seu amigo SPARC, é hora de colocar isso na forma de parágrafo.

1. Livre-se de palavras sem importância, como "Meu nome é...". Diga apenas o seu nome e cite sua especialidade. No meu caso, eu diria: "Karen E. Berg, *coach* de comunicação, elaboração de mensagens e apresentação". Eu não digo "Sou

especializada em" ou "minha experiência é", porque essas são palavras inúteis. Esse é o lugar onde o modelo de 280 caracteres do Twitter é especialmente útil. Cada caractere conta. Controle suas escolhas de palavras e faça valer cada uma delas.

2. Identifique o seu público. E então você entra na parte do que todas aquelas palavras descritivas podem fazer para o seu público, para aquele projeto, para aquela equipe, para a arrecadação de fundos. Venda a si mesmo! Agora você está dizendo: "Mas eu não sou um vendedor". Hoje, com as mídias sociais e com emprego, ou a falta dele, somos todos vendedores, 24 horas por dia, sete dias por semana. Mas nós devemos ser sutis na venda, não ficar martelando na cabeça das pessoas. Nós devemos envolvê-las.

3. Cronometre o seu discurso de elevador. Ouça a própria voz (mais sobre voz no Capítulo 7). Você precisa se esforçar para que ele dure quinze segundos, mas não fale rápido apenas para conseguir esse tempo. Se você conhece editores de jornais, ou se for um, então sabe da angústia de ter de apagar o que você considera uma prosa esplendorosa. Menos é *sempre* mais em mídia social. Todos nós temos a capacidade de concentração de um mosquito hoje em dia. Essa é uma boa característica? Não, mas é a realidade.

4. Revise, edite, ensaie e volte a gravar. Meça o tempo. Acho que vai ficar ótimo.

5. Saia e *vença*.

PALAVRAS DE SABEDORIA

Scott Warren
Designer *de estilo de vida*

ENCONTRANDO "VOCÊ" EM PALAVRAS

As dez melhores palavras que descrevem o que faço seriam as seguintes:

- ▶ Ouvir
- ▶ Inovar
- ▶ Focar
- ▶ Criar
- ▶ Definir
- ▶ Resolver
- ▶ Mediar
- ▶ Integrar
- ▶ Simplificar
- ▶ Polir

144   REVER! RENOVAR! REINVENTAR!

Palavras como "bonito", "elegante" ou "alta qualidade" poderiam parecer mais apropriadas quando se trata de um *designer*. No entanto, tenho constatado que, quase nessa ordem, a lista anterior resume muito bem um projeto habitual com um cliente normal.

Conhecer a si mesmo

Essa é outra maneira rápida de se conhecer melhor. Abra seu diário e escreva as respostas para as perguntas a seguir em forma de frases (por exemplo, "Quando eu era criança, queria ser Neil Armstrong"); em seguida, reflita sobre o que você vê:

- ▶ Quando era criança, quem você queria ser?
- ▶ Se fosse feito um filme sobre a sua vida, como ele se chamaria e quem interpretaria você?
- ▶ Você é religioso, espiritual ou materialista?
- ▶ O que verdadeiramente o motiva? Se puder ajudá-lo, o mantra sob o qual eu vivo é: tempo é dinheiro. Não importa o que eu faça, tenho de receber pagamento. Tem de haver algum incentivo, embora isso não necessariamente signifique dinheiro. Se não alimentar a minha conta bancária, então deve alimentar a minha alma.
- ▶ Além do trabalho, nomeie cinco coisas que o interessem.
- ▶ Além do trabalho, nomeie cinco coisas que poderiam despertar seu interesse sobre os outros.
- ▶ Quais são os cinco livros de que mais gostou?
- ▶ Quais são os seus cinco filmes preferidos?
- ▶ Qual é a sua cor favorita?
- ▶ Qual é a sua estação do ano preferida?

Existem alguns temas que aparecem em várias das respostas? Por exemplo, você gosta de filmes de ação e/ou livros de espionagem? Os assuntos mais leves iluminam a sua vida? Por exemplo, a comédia e o romance são fatores importantes aqui? Você se preocupa mais consigo mesmo ou com os outros? O que motiva você?

Sua imagem no papel

Quando dou um seminário, geralmente pego exemplos de cartões de visita das pessoas, folhetos de empresas e outros materiais impressos e demonstro o que funciona, o que está ligado à marca que esses itens supostamente representam e o que não.

A maioria das pessoas não tem ideia de todos os elementos que deveria incluir em seu arsenal para reforçar a identidade de marca.

Um aspecto a ser considerado, por mais que você queira acreditar no contrário, é que o papel não está morto apesar deste mundo digital. Você sempre precisará de um bom cartão de visita. Dependendo do seu setor de atividade, cartões-postais impressos, folhetos que as pessoas possam segurar na mão e portfólios para realmente folhear com os dedos podem ser essenciais à sua imagem.

Aqui está algo que a maior parte das pessoas nunca considera nos dias de hoje: ter bons artigos de escritório. Uma mensagem escrita à mão é algo que se destaca. Uma boa ideia é aprimorar a sua letra cursiva e começar a enviar mensagens manuscritas às pessoas em um papel bonito que reflitam quem você é e o que você faz. Você já reparou que nessa era digital nossa caligrafia tornou-se ininteligível? Ou é só comigo? A textura, a cor, a imagem – tudo isso importa em seus materiais impressos. Pense antes de imprimir!

PALAVRAS DE SABEDORIA

Scott Warren
Designer *de moda*

O IMPACTO DA COR

Cor é algo que acho que afeta a maioria dos aspectos de nossa vida. Todos nos identificamos com uma cor favorita; todos temos uma que odiamos. Isso nos afeta em algumas situações óbvias, como quando um anunciante utiliza o verde para conotar "fresco" ou o vermelho para dizer "picante" ou "rápido" (pense nos comerciais de automóveis que utilizam carros vermelhos).

Mas também há muitos usos subconscientes da cor que nunca notamos. Você se sentiria confortável se o seu cirurgião ou dentista utilizasse aventais de um vermelho brilhante? Aposto que não, e é por isso que eles sempre usam um tom suave de verde ou azul. Por que as prisões masculinas estão começando a usar cor-de-rosa como sua principal opção de pintura e vestuário? Porque isso tem gerado uma população muito mais dócil, aumentando a produção de estrogênio e acalmando o fluxo de testosterona dos detentos. Por que todos os logotipos de empresas de *fast-food* são vermelhos e amarelos? Pense no McDonalds: eles querem que nós nos interessemos em parar para matar a fome (vermelho) e que comamos apressadamente para ir embora logo (amarelo).

Quanto à associação de cores aos sinais de pontuação, eu vejo as coisas da seguinte maneira:

- ▶ **Ponto de exclamação:** é indubitavelmente *vermelho*. Ele praticamente grita para você. Vermelho é alta energia, é ousado, estimulante, revigorante, ameaçador, demonstrativo e feroz.
- ▶ **Ponto de interrogação:** é azul – sem limite determinado, como as profundezas do oceano ou o céu distante.
- ▶ **Ponto-final:** é cinza-amarronzado, da cor da terra. Ele é final, fundamentado e esperado.
- ▶ **Dois-pontos:** é negro, ajustado e elegante, serve a um propósito exato enquanto acrescenta estrutura e definição.
- ▶ **Ponto e vírgula:** é branco, pois há uma tela em branco à frente querendo ser concluída.
- ▶ **Vírgula:** me faz pensar em verde, pois após uma vírgula sempre deve se seguir algo novo. Pense novo, para a frente, em seguida e assim por diante.

O homem (ou a mulher) por trás da tela

Não há nenhum negócio como o *show business*, e todo negócio é um show.

Até certo ponto isso é verdade e, no caso da mídia social, é sem dúvida verdade. No entanto, esqueça aquele velho "quinze minutos de fama", pois quinze minutos é uma eternidade em termos de mídia social. Dependendo de quantas pessoas estão lendo suas atualizações e tuítes, assistindo a seus vídeos e Vimeos, examinando suas fotos e seu Pinterest, você terá sorte se conseguir quinze segundos.

A mídia social é incrivelmente visual; assim, antes de abrir a boca para falar, por assim dizer, é melhor ter certeza de que sua imagem transmita aquilo que você quer que as pessoas saibam a seu respeito em um *flash*.

PALAVRAS DE SABEDORIA

Jeff Winton

Vice-presidente sênior/diretor de comunicação da Astellas Pharma

MUDANÇAS NA COMUNICAÇÃO – PARA MELHOR OU PIOR?

Durante os últimos cinco anos, as comunicações têm mudado dramaticamente, pois vivemos agora em um ciclo de notícias de 24 horas por dia, sete dias da semana. No início da década de 1980, você tinha literalmente o dia inteiro para corrigir algo que pudesse ter ocorrido, antes que o jornal do dia seguinte fosse impresso. Nós não temos esse luxo agora. Qualquer equívoco ou informação errada se espalha como um incêndio e pode ser praticamente impossível corrigi-la.

Estamos agora usando a mídia social da mesma forma como usávamos o telex e o fax. Em vez de chamar um repórter ou simplesmente enviar um comunicado à imprensa, agora tuitamos nossas notícias para os mesmos públicos-alvo e respondemos às consultas por e-mail, em vez de retornar telefonemas.

Por isso e pela necessidade de ter membros da equipe que entendam de tecnologia e das novas ferramentas, como o Twitter, estamos agora contratando "nativos digitais", jovens de 23 anos, recém-saídos da faculdade, enquanto pessoas da minha geração continuam a se esforçar para se manter atualizadas em mundo em rápida evolução. Contudo, acredito que os membros da minha geração precisam dar o máximo para acompanhar as novas tecnologias e plataformas, e não deixar o mundo passar por nós. Acho que é importante ao menos estar atento à nova paisagem e estar disposto a abraçar as novas tecnologias, acompanhando o ritmo das mudanças.

Sua base

Atualmente, independentemente do seu setor de atividade, você deve ter presença na *web*. Mesmo que você esteja presente em toda a paisagem da mídia social, é importante ter um lugar para voltar para casa.

O que você vai desenvolver como sua presença na *web* dependerá do tipo de profissão que possui. Se você for um jornalista, terá seus artigos ou *links* para artigos. Um *designer* gráfico pode criar um portfólio on-line. O site de um advogado pode ser algo tão básico quanto uma página com uma biografia interessante, foto e informações de contato.

Qual é a maneira mais fácil de saber o que deve constar no seu site? Pesquise no Google a sua profissão e a palavra *website* e olhe os sites no topo da lista. Examine o que os colegas e concorrentes fizeram e estão fazendo. Tome nota daquilo que você gosta ou não a respeito da presença dos outros na *web* e desenvolva o seu conteúdo com base nisso.

Você pode contratar alguém para criar a sua presença na *web*, embora haja muitos programas disponíveis atualmente que têm milhares de modelos, alguns gratuitos e alguns que você talvez tenha de pagar uma pequena taxa para usar, que podem ajudá-lo a criar sozinho.

PALAVRAS DE SABEDORIA

Jeremy Merrifield
Diretor de criação/cofundador da Jupiter Highway

PREOCUPE-SE COM O SEU NEGÓCIO (ON-LINE)

Um dos maiores erros que as empresas cometem em seus *websites*, e em todo o seu programa visual, é não destinar orçamento suficiente ao marketing. As pessoas acham que o marketing é um elemento que se "adiciona" a uma empresa existente, quando, na verdade, ele é o seu plano de negócios. Você pode ter um excelente produto, mas, se o seu marketing não for fantástico, ninguém ficará sabendo sobre o produto. Em vez disso, tenha um bom produto, lance-o com um marketing incrível e use as vendas para transformar esse bom produto em um ótimo produto. Um dos melhores exemplos disso é o iPhone, da Apple, e seu marketing e evolução do produto brilhantes.

As pessoas também costumam pensar que agora são mais espertas em marketing porque podem recorrer à mídia social, mas a mídia social é apenas tão boa quanto a estratégia que está sendo aplicada a ela. Na verdade, a mídia social não deve ser considerada um canal de publicidade – ela é um fluxo de conteúdo criado para oferecer valor à sua base de consumidores, com um pouco de eventual autopromoção.

Muitas empresas dizem não ter tempo para a mídia social ou acham que apenas comprar um anúncio já é o suficiente para dizer que estão fazendo "marketing". Um conteúdo personalizado, ou seja, vídeo e imagens, para o relacionamento com os clientes é mais importante do que nunca, e as redes sociais permitem que você redimensione essas relações e mantenha a conversa atualizada e adaptada aos seus consumidores. O dinheiro colocado em um anúncio no jornal local poderia ser gasto de melhor forma no desenvolvimento de conteúdo personalizado que motivasse o seu consumidor existente e atraísse novos consumidores. Você precisa ter tempo para se dedicar a isso ou precisa contratar alguém ou uma equipe e trabalhar com eles para que compreendam os seus objetivos de negócio.

Além disso, as empresas precisam aproveitar a tecnologia. Existe uma comunidade digital florescente composta de seus clientes, possíveis clientes e concorrentes – a sua presença ali é crucial.

Se um cliente não consegue achar você no Google Maps, procurar seus serviços/produtos nos catálogos de telefone on-line, examinar seus serviços/produtos nos aplicativos ou tuitar para você, é como se você não existisse.

LinkedIn para relacionamento?

A mídia social é uma série de festas, todas acontecendo ao mesmo tempo.

Pense na dinâmica do Facebook como uma reunião de família em que você conhece, ou meio que conhece, todo mundo e com a qual está conectado por meio de compartilhamento de experiências, muitas delas em comum. A comunicação ocorre informalmente no âmbito do grupo; as conversas são despertadas pela sequência de comentários.

O Twitter é como uma grande desta anônima. Você entra na sala (*feed*), fica tuitando, lê o que é tendência, ouve as conversas dos outros. Você entra de forma rápida e sucinta, escreve o seu tuíte (em 280 caracteres ou menos), que pode ou não gerar interação, e sai rapidamente.

Pensando nesses termos, o LinkedIn, então, é como uma conferência profissional. Você troca cartões de visita (conexão) e não interage muito, guardando as informações que coletou para procurar mais tarde.

Como o LinkedIn é um site profissional, é lá que você precisa promover o seu lado profissional. Você deve ter uma foto em seu perfil e não deve ser uma foto sua em um churrasco no quintal ou com roupas informais. Não deve ser uma foto sua com o seu companheiro, filhos, cachorro ou qualquer outra pessoa. Não deve ser um avatar decorativo de desenho animado.

Você deve interagir com frequência no LinkedIn, porque é um fato comprovado que negócios surgem daí. Aprendi isso alguns anos atrás, quando um cliente com quem não tinha tido nenhum contato havia quase dez anos me encontrou via LinkedIn. Metaforicamente beijo essa plataforma todos os dias por causa de sua rede potencial de contatos.

Mantenha seu currículo atualizado. Suas credenciais devem ser impressionantes e sucintas. Você deve tentar recolher apoio de pessoas com quem trabalhou e que possam recomendá-lo – não aquelas que dizem "Johnny recomendou você para... marketing" ou "Mary recomendou você para... contabilidade". Em vez disso, obtenha declarações de algumas de pessoas que trabalharam com você e que querem recomendar o seu serviço para outros. Para conseguir isso, você também pode ter de fazer algumas recomendações, mas seja criterioso. Não recomende qualquer pessoa. Como qualquer outra coisa na mídia social, uma vez postado lá, talvez você nunca consiga voltar atrás.

As pessoas em minha vida se envolvem muito em grupos de discussão. Eu sugiro que as pessoas comecem um grupo, liderem e o administrem; torne-se um líder do pensamento de um tema ou assunto específico.

PALAVRAS DE SABEDORIA
Chuck Pineda
Presidente/diretor-geral da Trans-Infra PPP, LLC

GRUPOS DE DISCUSSÃO

Diante do ambiente atual, que inclui muitos sites de redes sociais e profissionais com base na *web*, descobri que é quase praxe estar "conectado" nesse conjunto de recursos de informação. Como profissional do ramo de consultoria em arquitetura e engenharia, que atende clientes potenciais nos EUA, no Canadá e no exterior, ficou claro já há bastante tempo que uma maneira excelente e de baixo custo de se conectar com pessoas e entrar na discussão global era utilizando site(s) de redes selecionadas que alojassem grupos específicos de discussão, que permitem o compartilhamento de informações sobre temas específicos e reúnem acadêmicos, profissionais e pessoas com conhecimento no campo.

Participo regularmente de vários grupos de discussão na *web*, sendo que aderi a alguns e iniciei outros. A participação nesses grupos tem sido extremamente benéfica por muitos motivos, incluindo o crescimento e desenvolvimento profissional, assim como a identificação de possíveis clientes, de recursos/talentos profissionais e de oportunidades de trabalho.

Muitas pessoas altamente capacitadas estão ansiosas por partilhar suas experiências com outros. Ao agirem assim, além de ajudar de forma mais eficiente no progresso do conhecimento geral e de impedir que outros cometam os mesmos erros onerosos, elas auxiliam no desenvolvimento de jovens profissionais.

Identificar os especialistas e as pessoas com conhecimento em um campo ou setor econômico específico é um dos aspectos mais úteis dos grupos de discussão. Caçadores de talentos e recrutadores da indústria admitem que agora utilizam a internet para identificar talentos e procurar regularmente grupos específicos de discussão para encontrar talentos de uma determinada área.

Há algo do que se envergonhar em seu Facebook

Para que serve o Facebook? Olhando o que as pessoas postam ali, você diria auto-promoção, autopromoção, autopromoção e também autopromoção. Também há aqueles que postam toda e qualquer coisa, desde fotografias questionáveis (mais comum com os usuários mais jovens) até detalhes chocantes sobre doenças físicas, muita informação sobre conflitos conjugais e outros problemas de relacionamento e queixas sobre o trabalho. Adivinhe o quê, gente? Mesmo não sendo amigo de seu chefe no Facebook, ele ainda pode conseguir ver o que você posta. Mesmo que você seja meticuloso a respeito de suas configurações de privacidade (e a maioria das pessoas não é), existem portas traseiras em todos os lugares para as pessoas se esgueirarem e espionarem você.

Seja cuidadoso!

Vou admitir uma coisa a você. A primeira coisa que faço quando sou contratada como *coach* é procurar essa pessoa no Facebook. Muitas pessoas têm configurações de privacidade bastante frouxas, e há muita coisa que eu consigo ver, mesmo não sendo "amiga" dessa pessoa. Caso eu seja "amiga" de um "amigo" dessa pessoa, consigo às vezes ver mais coisas. Eu ganho uma visão geral e julgo que tipo de pessoa ela é com base no que ela postou. Além disso, vejo os vídeos dele ou dela no YouTube. É justo? De jeito nenhum, mas é a realidade da nossa vida digital.

Imagine todos os possíveis clientes, empregadores, diretores de elenco e agentes de admissão que estão ativamente no Facebook fazendo o mesmo.

Antes de postar alguma coisa em seu Facebook, espere cinco minutos. Ao término dos cinco minutos, às vezes coisas que pareciam impulsivamente interessantes deixam de sê-lo (ou na maior parte das vezes). Assim, embora tecnicamente alguém não possa ser demitido por alguma coisa que postou no Facebook, você pode sempre ser demitido por outra razão qualquer, afora em casos de *posts* como "meu chefe é um ogro" ou "meu trabalho é tão chato que eu queria morrer".

PALAVRAS DE SABEDORIA

John Frazier

Vice-presidente executivo na Quinn Lifestyle Public Relations Agency

MÍDIA SOCIAL COMO FERRAMENTA DE NEGÓCIOS

A mídia social provocou muitas mudanças na comunicação. Parece que as pessoas muitas vezes recorrem a alguma plataforma digital em vez de falar umas com as outras. De fato tenho visto pessoas no trabalho tuitando entre si quando estão a menos de três metros de distância! Isso é saudável?

Eu achava que o Facebook era algo para os jovens da faculdade, o que imagino que realmente deve ter sido originalmente. Quando decidi me cadastrar, fiquei feliz por tê-lo feito, pois o Facebook se tornou um canal incrível para eu me comunicar com muitas facetas de minha vida. Na Quinn, temos uma página popular no Facebook com mais de 15 mil fãs.

O Twitter também é um instrumento muito ativo para a agência, pois descobrimos que é um excelente canal de comunicação com os jornalistas. Os jornalistas e editores não parecem mais atender ao telefone ou até ouvir mensagens de voz; às vezes é possível entrar em contato com eles pelo Twitter.

Eu fui um dos primeiros a adotar o Twitter. Precisei convencer muitas pessoas em nossa empresa de RP a usar o Twitter, pois achava que seria importante para o nosso setor de atividade. Eu estava certo sobre isso, mas agora sinto como que se tivesse criado um monstro, pois nosso pessoal fica tuitando entre si em vez de falar uns com os outros. Eu meio que recuei com o Twitter, embora efetivamente o considere bastante útil como ferramenta de pesquisa.

Hoje o @QuinnPR tem 5.599 seguidores e uma enorme quantidade deles é de escritores e editores que constantemente procuramos engajar. Com muita frequência entramos em contato com a mídia via Twitter, e muitas vezes buscamos as principais histórias, monitorando as entradas no Twitter dos principais meios de comunicação que seguimos. Em uma ocasião, nós até salvamos uma lua de mel de um completo desastre. Nós vimos alguém tuitar que tinha acabado de entrar no hotel de um cliente nosso para a lua de mel e que o quarto não estava conforme o prometido. Entramos imediatamente em contato com o *resort* e *voilà*! Problema resolvido e o casal ficou feliz!

Pessoalmente me sinto liberado pela tecnologia. Embora possa agora trabalhar a qualquer hora do dia ou da noite via iPhone, esse e outros meios de conexão e comunicação me permitem sair do escritório às 17h durante a maior parte da semana. De forma um pouco estranha, sinto como se eu tivesse um equilíbrio entre vida e trabalho melhor do que nunca.

Não seja um "pateta"[14]

Do mesmo modo que o Facebook, o Twitter não pretende ser uma plataforma para o narcisismo e, no entanto, se tornou algo assim. Faça uma varredura nas novas mensagens e o que você vê? Compre-me! Leia-me! Olhe para mim! *Me ame*!

O que foi concebido como um fórum de engajamento internacional ativo, às vezes parece uma parede de cartazes publicitários. Não seja um desses cartazes. Além de ser simplesmente ignorado, você não será seguido.

Isso não quer dizer que você não deva vender a si mesmo, ao seu produto ou aos seus serviços no Twitter, pois esse é um excelente fórum para alcançar clientes. Você deve ser inteligente sobre como fazê-lo.

Lembre-se desta fórmula: 20% promoção, 80% engajamento. Para cada cinco tuítes seus, somente um deve ser de venda. Os outros devem fornecer um *link* para um artigo informativo de que você tenha gostado, para informações úteis ou até para envolver outro usuário do Twitter: "Obrigado @bergonpoint, por seu livro #smartread" ou "adorei aquele sanduíche @panerabread de carne assada #bestfood".

Não enlouqueça com a *hashtag* (#); se utilizar muitas, seus *posts* ficarão parecidos com *spam*. Decida-se por uma ou duas *hashtags* estratégicas por tuíte e siga em frente.

---

[14] Jogo de palavras da autora com "twit" (pateta) e "tweet" (mensagem de 280 caracteres no Twitter). [N. da T.]

Se a sua conta no Twitter for uma bagunça, é mais fácil de resolver do que sua conta no Facebook. Além disso, dependendo de quantas pessoas seguem você, seus tuítes estão lá e somem em questão de segundos, minutos ou horas. A menos que alguém esteja especificamente em seu perfil lendo todos os seus milhares de tuítes, eles desaparecem rápido. Se você derrubar um tuíte antes que alguém tenha se envolvido com ele (retuitando, tornando-o favorito ou respondendo a ele), você pode fazê-lo desaparecer. Embora ninguém vá dedicar tempo para examinar seus tuítes, você deve separar um tempo para rever e garantir que tudo que está ali seja algo que o mundo inteiro possa ler.

O seu perfil no Twitter deve apresentar uma foto sua. As pessoas tendem a não seguir perfis que ainda não foram "checados". Sua descrição deve ser curta e sucinta (lembre-se de seu discurso de apresentação). Você deve também incluir seu *website* em sua descrição. Trataremos mais disso no próximo capítulo.

PALAVRAS DE SABEDORIA

Andre Mechaly

Diretor de marketing/estratégia – sistemas de network
e de infraestrutura na Thales

QUESTÕES DE MÍDIA SOCIAL

Eu adoro tuitar ao vivo em conferências. Essa é a melhor maneira de ficar em contato com pessoas que normalmente estão interessadas nos mesmos tópicos que você. Os tuítes ao vivo me permitiram entrar em contato com muitos jornalistas com quem eu teria muita dificuldade de contatar sem essa ferramenta. E a beleza disso é que, quando o jornalista lê os seus tuítes e gosta deles, você pode ter discussões muito boas. Isso também me permitiu entrar em contato com alguns ministros (os quais infelizmente não encontrei depois) e com deputados (que encontrei!).

Quando alguém olha os seus tuítes e retuíta, essa pessoa geralmente faz uma pesquisa no Google antes de tomar a decisão de segui-lo. Você precisa se certificar de que o seu perfil no LinkedIn esteja atualizado, que se refira a *posts* que você quer que as pessoas vejam associados com você e que seu perfil no Facebook associe a você coisas que deseja. Ao conseguir um seguidor dessa forma no Twitter, a relação é geralmente tão forte que vale a pena o esforço!

Insta-fama/Insta-fracasso

Um instante de diversão pode levar a uma vida inteira de obrigações. O divertido no Instagram é o aspecto impulsivo dele. Tire uma *selfie*! A qualquer hora! Em qualquer lugar! Poste imediatamente para o mundo inteiro ver!

Antes de postar aquele momento, pergunte a si mesmo se isso é realmente algo que precisa viver perpetuamente. Pegue a regra dos cinco minutos que você utiliza no Facebook. Se ainda assim aquilo for interessante depois de cinco minutos do fato, pode ser legal postar. Certifique-se de que a foto seja de bom gosto e que seja algo com o qual você não se preocuparia caso o seu chefe ou os seus pais vissem.

O YouTube equivale à nova televisão

O YouTube é utilizado para muitas coisas nos dias de hoje, mas, como em todas essas áreas de que já tratamos, eu exorto a utilizá-lo com sabedoria. Muitas situações lamentáveis acabam no YouTube – muitas coisas engraçadas. Mas você deveria utilizá-lo como um lugar para vender a sua marca.

Tornou-se mais comum do que nunca utilizar o vídeo para se promover. Como palestrante, esse é um meio de comunicação com o qual estou familiarizada há anos. Mas você não precisa ser um palestrante para ter um vídeo de si mesmo falando.

PALAVRAS DE SABEDORIA
Douglas DeMarco
Proprietário/produtor executivo da Brown Paper Bag, Inc.

OS CINCO ERROS QUE AS PESSOAS COMETEM COM FOTOS DE ROSTO

1. **RETOCAR DEMAIS:** a foto de rosto deve parecer com você, não ser uma versão idealizada de você. Como é muito fácil retocar fotos digitais (mudar a cor do olho? Alongar o pescoço? Sem problema nenhum!), as pessoas muitas vezes exageram. A regra de ouro é que o retoque deve envolver não mais do que uma maquiagem que a pessoa poderia ter feito quando a foto fosse tirada. Isso leva a...

2. **AS ROUPAS QUE NÃO COMBINAM:** uma oficina a que assisti sobre retratos mostrou fotos "antes" e "depois" em que o único retoque feito foi na roupa do fotografado. Os resultados foram surpreendentes. Corrigir dobras, vincos, tecido amassado, lapelas tortas e assim por diante fizeram mais para a foto do que você poderia imaginar. Suas roupas devem sempre ser aquelas com as quais você se sente melhor (adequadas às necessidades da foto), mas elas têm de condizer bem com a situação.

3. **NÃO É PARA A CARTA DE MOTORISTA!:** uma foto de rosto nunca deve ser tirada em linha reta, e um bom fotógrafo saberá como posicioná-lo. Um truque que funciona bem para homens e mulheres é inclinar-se em direção à câmera; apoie o seu peso na perna mais próxima da câmera e se incline. A foto parecerá dinâmica, envolvente e natural.

4. **NÃO TESTAR O FOTÓGRAFO:** muitas pessoas escolhem o fotógrafo baseadas na recomendação de um amigo, sem olhar o trabalho do profissional. Vá até a galeria do fotógrafo e veja como é o trabalho dele. Lembre-se: ele disponibiliza on-line aquilo que considera o seu melhor.

Se todas as fotos foram tiradas ao ar livre ou forem "naturais", talvez você não obtenha uma ótima foto de "estúdio".

5. **ESCOLHER UMA FOTO DO PRIMEIRO "ROLO":** leva tempo para uma pessoa não profissional (não um modelo) se sentir confortável diante de uma câmera. Quando eu tiro fotos de rosto, considero as primeiras cem fotos como "lixo de aquecimento" e nem mesmo as mostro ao cliente. Cada foto que um cliente seleciona como "potencial" ou "para separar" vem da última centena ou mais. Nesse ponto o fotografado está aquecido, confortável com as luzes e os cliques e teve tempo de estabelecer um relacionamento com o fotógrafo.

Tolos filmados

Lembre-se sempre: não há nenhum negócio como o *show business*, e *todo* negócio é um show!

Um de meus programas de maior sucesso é Communicating The Message: How to Be Camera Ready Anytime Anywhere[15]. Nele eu ensino que as empresas podem aprender muito com pessoas criativas quando se trata de ser filmado. Nós podemos pegar uma página da cartilha da indústria do entretenimento para realmente aprender como nos apresentar em vídeo. Por exemplo, eu conheço uma atriz ganhadora do Prêmio Tony que nunca vai para um teste sem estar vestida e maquiada para gravar. Ela não sabe se será filmada, mas está sempre pronta. O mesmo deveria valer para você.

Até eu tive casos em que não estava preparada para o vídeo e fui pega em um momento pouco lisonjeiro. Para uma entrevista que dei sobre meu grupo vocal, eu estava sentada com o entrevistador esperando que a câmera começasse a gravar. Bem, não houve um momento em que a câmera começou a gravar – a filmagem havia iniciado antes de a entrevista começar. A câmera estava gravando e eu não sabia. Preste atenção nos primeiros segundos deste vídeo, que pode ser acessado no seguinte *link*: www.youtube.com/watch?v=DVvdDoWAMK0.

---

[15] "Comunicar a mensagem: como estar pronto para a câmera a qualquer momento", em tradução livre. [N. da T.]

Sim, sou eu, especialista em mídia, passando a mão no nariz como primeira imagem que qualquer pessoa poderá ver de mim em um vídeo de cinco minutos que, fora isso, foi um sucesso.

Você precisa estar pronto o tempo todo, pois não pode presumir que a pessoa que está filmando você fará alguma edição. Você precisa estar "ligado" antes de saber se a câmera está ligada. Você precisa estar no controle de seu rosto, de seu corpo e de suas ações. Veja você mesmo para além si mesmo.

Deixe que esfregar meu nariz esperando a câmera ligar seja um alerta para você. Falo em público há trinta anos. Os padrões mudaram.

Seu arsenal de vídeo

Você não precisa investir muito dinheiro para ter uma plataforma profissional para a elaboração de vídeos. Você precisa apenas de:

- ▶ Um cenário azul, verde ou branco suave. O cenário deve ser simples, que chame a atenção. Você pode pegar um pano de fundo dobrável, que possa ser facilmente guardado quando você não o estiver usando.

- ▶ Se preferir um cenário que represente a sua profissão, digamos um laboratório médico ou a biblioteca de um professor, certifique-se de que o cenário seja um realce, em vez de uma distração. Você não quer que os olhos dos espectadores fiquem tentando ler os títulos dos livros nas prateleiras, você quer que eles estejam focados em você!

- ▶ Um tripé para a câmera de vídeo ou até para o *smartphone*. Você pode escolher um tripé resistente por exemplo, para um iPhone, há alguns modelos bonitos que você pode comprar sem gastar muito.

- ▶ E não se esqueça da iluminação. Se você não se considera um conhecedor de iluminação, existem tutoriais no YouTube. O que você não quer é acabar com "olhos de guaxinim", aquele sombreado escuro ao redor dos olhos. O seu interesse é que o conteúdo "salte" para a tela, e não o matiz verde de sua pele sob uma iluminação deficiente.

Preparação

Fazer um bom vídeo não é tão simples como sacar seu iPhone e começar a filmar. Mesmo com um bom *script* e uma mensagem focada, é necessária muita preparação antes de pensar em ligar a câmera.

Em primeiro lugar, certifique-se de que sua aparência seja a melhor possível. Faça o cabelo, retoque as raízes. Verifique se os dentes estão limpos. Vá fazer uma "transformação" grátis no balcão de maquiagem de uma loja de departamento ou pague um profissional.

Você usa óculos? Certifique-se de que não estejam fora de moda. Junto com um mau penteado e uma maquiagem ruim, nada envelhece mais do que usar óculos de modelo ultrapassado.

Agora, o que você vai vestir? Resposta: nada preto. O preto absorve a luz. Nada muito estampado. As estampas pequenas são terríveis e podem provocar um "ruído" na câmera; elas distraem os espectadores de se concentrar em você. Para as mulheres, jaquetas e blusas de tons fortes ficam encantadoras na câmera. Para os homens, qualquer que seja sua profissão, você não errará com camisa de colarinho azul-claro ou de outro tom pastel (escolha a sua roupa para contrastar com a cor do cenário, para que você se destaque). Dependendo do assunto e profissão, você não precisa necessariamente usar gravata, mas esteja arrumado com roupas bem passadas.

Por último, teste diferentes ângulos e distâncias na câmera. Esse é um caso de não se "inclinar" na direção da câmera no computador. Uma vez participei de uma videoconferência dada pelo CEO de uma grande corporação. Seu rosto estava tão perto da tela que era como observar um atum gigante em um aquário, com os olhos esbugalhados e tudo o mais. Ninguém conseguiu prestar atenção no que ele dizia porque ficou com uma aparência muito "agressiva". Não deixe isso acontecer com você! Você precisa ter certeza de que somente o seu calor e inteligência sejam transmitidos.

Agarre, atinja, cure

As pessoas se autossabotam em vídeos porque não agarram o seu público nos primeiros segundos. E então divagam sem foco durante minutos. Elas distraem o espectador andando para lá e para cá, com tiques vocais e/ou físicos, e não apresentando uma mensagem clara. Seu vídeo de sucesso deve ter cerca de sessenta segundos, e não mais do que noventa segundos. Qualquer coisa além disso se tornará extremamente desinteressante para o seu público e diluirá completamente o que você está tentando dizer.

Como você pode assegurar que o seu vídeo seja um sucesso? Comece conhecendo o seu público. Depois, adapte um roteiro que dialogue com ele. Escreva o que você quer dizer e memorize. Divida a mensagem em cinco partes.

Em primeiro lugar, surpreenda e agarre. Digamos que você seja um *designer* gráfico à procura de novos clientes de *website*. Comece o seu vídeo com informações que vão chamar a atenção deles, como uma estatística alarmante ou uma afirmação provocadora, como "Você sabia que está perdendo 90% de seus negócios?" ou "Se o seu site tem mais de dois anos, ele pode ser uma desvantagem para você".

Em seguida, você deve transmitir "Eu posso ajudar, veja como". Mais uma vez, certifique-se de adequar a sua mensagem para seu público com uma afirmação como "Nos últimos cinco anos venho ajudando empresas como a sua a melhorar as vendas, ajudando a direcionar o tráfego para *websites* estrategicamente planejados".

Então, vem a parte visual e de locução. Crie uma apresentação de *slides* que mostre o que você pode fazer. Explique ao espectador o que ele está vendo e compartilhe informações para ajudá-lo a absorver as imagens.

Ofereça um plano para corrigir e curar. Diga o que você fará para ajudar a otimizar o sucesso deles. Apresente o plano.

Por último, reforce e repita. Lembre às pessoas em uma frase ou menos por que elas precisam de você. Diga-lhes como encontrá-lo (essa informação deve ser reforçada com legendas na parte inferior da tela).

Elabore um roteiro para cobrir todas essas partes e você estará no caminho para a criação de um vídeo de sucesso.

Em tudo isso, não se esqueça de consultar o seu amigo SPARC. Desde o primeiro esboço do roteiro até o corte final de seu vídeo, ouça o que ele tem a dizer e leve as críticas a sério. Você pode não gostar de tudo o que foi dito, mas, se confiar que o principal objetivo é ajudá-lo a melhorar (e deveria confiar, caso contrário, precisa de um novo amigo SPARC), deve seguir os conselhos e fazer o seu vídeo ser o melhor possível.

PALAVRAS DE SABEDORIA
Jeremy Merrifield
Diretor de criação/cofundador da Jupiter Highway

USANDO A MÍDIA SOCIAL

A mídia social não é gratuita. As plataformas podem ser, mas é extremamente difícil romper o ruído da mídia social sem aplicar dinheiro para isso. Ao lidar com mídia social, as empresas sérias destinam um orçamento para a promoção de suas marcas por meio de *posts* e tuítes. O Facebook admitiu que apenas 16% dos seguidores de uma página verão um *post* não pago de uma marca, mas pagar para promovê-lo aumenta significativamente esse número, e, quanto mais você gastar e constantemente direcionar os seus *posts*, melhores serão os resultados.

Nem toda empresa precisa estar em *todas* as plataformas de mídia social. Não dilua os seus esforços. Escolha aquelas que atendam melhor aos objetivos de sua empresa. Quais são os melhores canais para compartilhar o conteúdo que você pode criar? Onde está o seu público?

Ainda que a mídia social pareça um lugar para as massas, seus seguidores na mídia social devem se sentir, em última análise, como uma comunidade unida de "detentores de informações privilegiadas" – pessoas que recebem informações ajustadas para eles e que não conseguem obtê-las em nenhum outro lugar.

Além disso, não pense na mídia social para "vender" – não diretamente. Ela é um lugar de conteúdo. Forneça conteúdo valioso e você criará uma grande fidelidade do cliente. Lembre-se de que somos seres humanos e que podemos reconhecer publicidade egoísta; assim, seremos rápidos em parar de seguir, em não gostar, em nos desprender e correr dessas publicações como o diabo foge da cruz.

Por fim, pense na mídia social como essencialmente uma conversa 24 horas por dia, sete dias da semana; uma conversa que prosseguirá com ou sem você, uma conversa mantida entre clientes dizendo o que querem de sua marca, uma conversa repleta de possíveis clientes que nem sequer sabem que querem ouvir algo a respeito de sua marca. *Faça parte dessa conversa.* Contrate alguém para gerenciar a sua mídia social, seja uma pessoa dentro da empresa ou uma agência.

Conclusão

Saber quem você é e alinhar a sua imagem a isso pode ser um trampolim para o sucesso pessoal e profissional, especialmente no mundo da mídia social, no qual a interação presencial é rara e onde você pode muito bem interagir com milhares de pessoas ao mesmo tempo. Basta um tuíte mal concebido para perder centenas de seguidores.

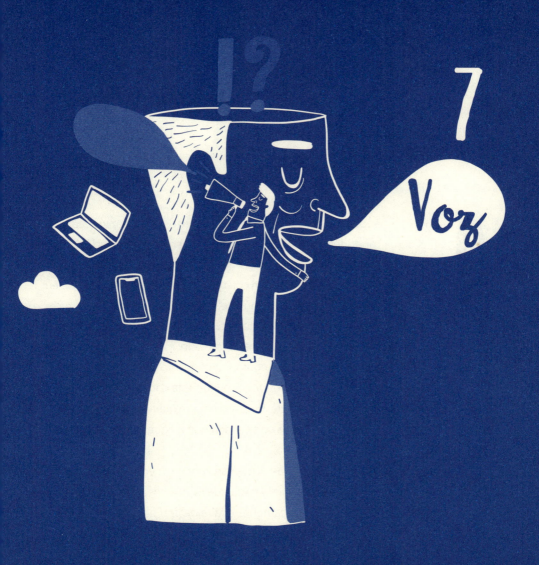

As palavras significam mais do que está no papel.
É preciso a voz humana para infundir-lhes um
significado mais profundo.

Maya Angelou

O mundo dos negócios é uma zona de guerra hoje em dia. Aterrorizados, funcionários demarcando território fazem parte do ambiente de trabalho baseado no medo. Quando as empresas anunciam demissões toda semana, não é de admirar que os empregados enterrem coletivamente a cabeça na areia. "Se eu puder simplesmente desaparecer, estarei seguro", eles dizem para mim. Um dia, recebi um telefonema de um jovem executivo dizendo, com alívio: "Caramba, consegui me esquivar da bala novamente. Meu colega foi cortado, mas era ele ou eu. Sinto muito por ele, mas pelo menos eu estou seguro. Por enquanto...".

Nesta cultura do medo é difícil ter voz. Todo mundo está com tanto medo de estragar tudo e tropeçar em uma mina terrestre que ninguém quer dar um passo. Todos estão com tanto medo de dizer alguma coisa errada que ninguém fala e ninguém é escutado.

Isso é autossabotagem; tudo isso. Ela é alimentada por um medo real de um sabotador externo. Mas, se você não compartilhar suas ideias, não chegará a lugar algum.

A comunicação, ou, mais especificamente, a falta de comunicação, é uma das principais maneiras de as pessoas se autossabotarem. Saber comunicar eficazmente os seus desejos, saber confrontar uma pessoa sem ofendê-la, saber cumprimentar uma pessoa sem parecer puxa-saco são elementos essenciais para conquistar sucesso.

Vou fornecer a você as noções básicas da comunicação, mas há tanta coisa que ainda pode ser dita sobre esse assunto que não consigo incluir neste livro –seria um livro por si só! De fato, meu último livro, *Loud & Clear*[16], abrange completamente esse tema. Neste livro, posso oferecer somente as noções básicas de como se comunicar quando você está falando com alguém.

---

[16] Em alto e bom som, em tradução livre. [N. do E.]

Vou ajudá-lo a encontrar a sua voz e a se sentir confortável ao se comunicar com ela, seja falando ou escrevendo. Quando você tiver algo por trás do que está dizendo, quando você tem uma base de confiança, construída com preparação, educação e prática, você se sentirá muito mais forte ao se manifestar. E, quando puder compartilhar suas ideias com confiança, você avançará.

PALAVRAS DE SABEDORIA
Gee Rittenhouse
Vice-presidente e gerente geral, Cloud and Visualization da Cisco

POR QUE O CONTATO É IMPORTANTE

Eu formo ligações muito estreitas com a equipe de liderança. Não se trata apenas de reuniões mensais para avaliações de negócios ou afins. Encontramo-nos várias vezes ao dia; pelo menos uma vez por semana para repassar os problemas. Eu ganho uma boa percepção dos assuntos quando estou em contato com minha equipe. Nunca os vejo saindo dos trilhos, pois o *feedback* do grupo acaba não permitindo isso. A interação requer mais trabalho, mas tenho uma melhor noção do que está acontecendo com eles fora do trabalho que pode afetá-los. Talvez seja algo pessoal como a procura de uma casa, ou filhos indo para a faculdade. Quando estou ciente dessas coisas temporárias que podem afetar o desempenho de meus funcionários, consigo entender por que a pessoa está sobrecarregada. Então posso trabalhar para ajustar as coisas para não acabar pressionando o indivíduo de forma muito rigorosa.

Argumentação

Rick, um menino prodígio da tecnologia e muito competente, desenvolveu uma invenção revolucionária e estava pronto para comercializar o protótipo. Ele estava animado – na verdade, muito animado com a sua tecnologia –, e esse entusiasmo se manifestou como arrogância. Ele também estava com medo, pois o sucesso ou

168 REVER! RENOVAR! REINVENTAR!

o fracasso de sua empresa dependia de sua capacidade de vender o produto a possíveis investidores.

Para vender a sua invenção a potenciais investidores, Rick tinha de conseguir explicar a tecnologia para pessoas que não tinham conhecimento sobre tecnologia e que precisavam saber apenas os atrativos que fariam os consumidores comprarem o produto e, por conseguinte, deixar os investidores ricos.

Rick estava tão envolvido pela pressão de vender e pela novidade da tecnologia que não conseguiu colocar as ideias para fora. Ele não conseguiu estabelecer uma conexão com os investidores e conectá-los com o produto. Tudo o que conseguia pensar era *Vender! Vender! Vender!* Isso serviu para acabar com qualquer interesse que pudesse haver na plateia. O supervisor de Rick lhe disse inúmeras vezes para parar de vender e escutar os investidores que estavam interessados, mas desistiu, pois Rick não parava de enchê-los com sua "venda".

Filmei a apresentação de Rick e a assisti com ele depois. Apontei de que forma, por estar com medo, ele acabou atormentando o público. Ele perdeu vendas porque não conseguiu determinar o momento em que havia conquistado o público. Ele precisava desesperadamente analisar as necessidades do público e criar uma história que trouxesse o produto à vida.

As necessidades de cada pessoa são únicas. É importante entender o que funciona para poder desenvolver os seus argumentos e, assim, conseguir o contrato, seja ele qual for, estando você atraindo investidores ou fazendo um brinde de casamento.

Cabe a você

"Não consigo fazer uma apresentação a menos que tome alguns drinques", uma jovem executiva confidenciou-me uma noite em um evento de *networking*. Era uma mulher brilhante, educada, atraente, bem-apessoada, com quase 30 anos, que tinha pavor de "se expor" em uma apresentação sem a ajuda do álcool. Ela sentia, do mesmo modo que muitas pessoas, como se estivesse totalmente transparente quando diante de colegas ou comunicando aos clientes as soluções da empresa. Ela sentia que de algum modo o público poderia literalmente enxergar através dela e detectar sua falta de confiança; que o público saberia imediatamente quais eram suas inseguranças e que saltaria sobre ela para humilhá-la.

Ao fazê-lo, ela estava transferindo o seu poder para o público. Em vez de comandá-los, ela estava deixando que eles a intimidassem, por razões que as próprias inseguranças haviam criado em sua cabeça. Dica: a maioria das pessoas lhe dará o benefício da dúvida; elas realmente *querem* gostar de você.

O principal motivo para transferirmos nosso poder para o público é não despender tempo tentando analisar quem, o quê, onde, quando e o porquê da ocasião. Sentimos estar subitamente transparentes; o público pode literalmente enxergar nossas falhas e conhece completamente nossas deficiências. Estamos expostos, vulneráveis e na frente de um pelotão de fuzilamento.

Falar em público é um enorme problema para pessoas de todas as idades, não importa a experiência acumulada ou a formação. Trata-se de um problema tão grande que ainda é considerado nosso medo número um, à frente do medo de morrer. Mas isso não precisa ser assim.

Toda comunicação é uma "apresentação"

Fico admirada sempre que recebo um telefonema de um cliente em pânico pedindo ajuda no último minuto – e realmente quero dizer último minuto, às vezes apenas horas antes de um evento – porque os apresentadores escalados para falar para audiências televisionadas de regulamentação ou nas reuniões dos conselhos de administração estavam mal preparados. Nós nos perdemos nas táticas de preparação da apresentação e esquecemos do que o público precisa. E a triste verdade é que leva menos de trinta minutos de preparação para conhecer um público antes de uma apresentação.

Se você ainda não estiver convencido de que uma forte capacidade de comunicação é importante, então vamos pegar uma situação extrema: você está prestes a passar por um procedimento cirúrgico, no qual um anestesista lhe dará uma injeção que o fará dormir durante toda a operação. Isso, sim, é estar fora de controle. Se este capítulo não fez nada mais do que atiçar o seu desejo de fortalecer suas habilidades de comunicação, ouça isso de um anestesista experiente.

PALAVRAS DE SABEDORIA

Richard Armstrong
Anestesista da Horizon Family Medical

MENTIRA LETAL

As informações obtidas com o paciente são muito importantes para proporcionar uma anestesia segura. A última refeição com ingestão de alimentos sólidos e líquidos, medicamentos tomados recentemente, tabagismo e histórico de vício em drogas e álcool nos ajudam a tomar decisões em relação ao tratamento. As respostas às perguntas pessoais são as mais desconfortáveis para os pacientes compartilharem conosco, mas, se recebermos informações erradas, o resultado pode ser letal. Por exemplo, se um paciente for desonesto sobre a última vez que fez uma refeição, ele pode aspirar. Separar o nervosismo natural da desonestidade é difícil, mas, se eu tiver dúvidas, tenho de presumir que o estômago dele não está vazio ou que mais álcool foi consumido do que foi reportado.

Armadilhas da comunicação

Seja fazendo uma apresentação para um público de uma ou de mil pessoas, as mesmas orientações se aplicam, e muitos dos mesmos obstáculos vão atrapalhá-lo na transmissão de sua mensagem. Aqui estão os quatro principais buracos na estrada para o sucesso:

1. Você não sabe por onde começar quando é hora de falar;
2. Sua mensagem não é clara;
3. Você deixa que os outros interfiram ou distorçam a sua mensagem durante a sua apresentação; você não está preparado para a sessão de perguntas e respostas;
4. Você não deixa sua personalidade aparecer – você não brilha.

Agora vamos analisar como consertá-los.

Conheça o seu público

I. VOCÊ NÃO SABE POR ONDE COMEÇAR QUANDO É HORA DE FALAR

Se você não sabe como vai terminar a jornada para o público, como pode saber por onde começar? É como pegar o carro na garagem e dirigir sem rumo pela estrada em busca de um destino.

Eu desenvolvi um plano infalível para se comunicar com um público, que pode atendê-lo de forma eficaz, seja falando para uma pessoa ou para um público de mil pessoas.

Você sabe o que quer de seu público. Para chegar lá, você precisa descobrir o que o seu público necessita/quer de *você*. Quantas vezes em minha carreira eu ouvi os empregados, ao pedir um aumento, falarem por que eles precisam de um reajuste salarial? Os donos de empresas não se preocupam realmente com o porquê de você achar que precisa de um aumento, a menos que você possa lhes dizer como isso vai ajudar nos negócios.

Você precisa se distanciar um pouco daquilo que você quer e dedicar algum tempo para analisar o seu público. Quais são os benefícios para o seu público se ele, ela ou eles atenderem à sua solicitação?

Você precisa se comunicar de uma forma personalizada, customizada, para esse público. Não existe essa coisa de abordagem "tamanho único" em uma comunicação eficaz.

Você precisa que o seu público entenda a informação, especialmente se ele não for de sua equipe, de sua empresa ou, então, de seu setor de atividade. A pessoa ou as pessoas que recebem a sua mensagem precisam saber o que você quer que elas façam com a informação. Ninguém pode ler a sua mente sobre o que você quer, e isso inclui o seu cônjuge ou parceiro.

Mais importante ainda, você precisa conseguir motivar o seu público para que ele faça o que você quer com a sua informação. Em outras palavras, a maneira como você se apresenta é tão fundamental quanto o que você apresenta. Você quer que a sua mensagem chegue aos ombros deles, que ela sacuda seus ombros e faça-os sair de suas cadeiras e fazer aquilo que você deseja.

Mapeamento do poder

Essa ferramenta é mais eficaz quando você precisa persuadir um grupo a respeito de algo, mas também pode ser utilizada para discussões um a um.

Se estiver fazendo uma apresentação para menos de vinte pessoas, sugiro que você realmente faça uma lista com os nomes dos participantes e, embaixo dos nomes, decida se essa pessoa é um aliado, uma pessoa neutra ou um adversário.

A próxima coluna representa o grau de interesse. Nela, escreva em que grau o público realmente se preocupa com o seu tema – baixo, médio, alto –, seguido pelo grau de conhecimento em relação a você, sua empresa, seu projeto e, especialmente importante, o grau de influência que essa pessoa tem em sua empresa/equipe/setor de atividade.

Em seguida, escreva os assuntos que você precisa abordar a fim de trazer essa pessoa para a sua forma de pensar ou motivar essa pessoa a agir.

Finalmente, escreva as principais mensagens que se desenvolvem a partir desse mapa. O que todas essas pessoas têm em comum? A partir daí, você pode começar a construir suas histórias e exemplos, os elementos que vão ajudar o seu público a realmente se conectar com a sua mensagem

NOME	ATITUDE	CONHECIMENTO	INTERESSE	INFLUÊNCIA
Aliado	alto	alto	alto	baixo
Adversário	baixo	baixo	baixo	médio
Neutro	baixo	baixo	alto	alto

Mapeamento da mensagem

II. SUA MENSAGEM NÃO É CLARA

Após ter analisado o que o público demanda de você, como você chega às pessoas, agora é importante ter certeza de que o seu público vai absorver a sua informação, vai retê-la e vai agir com base nela. Para que isso ocorra, eu uso uma técnica chamada "mapeamento da mensagem".

Um mapa da mensagem é uma coleção de bolhas que consistem em pensamentos aleatórios que você reúne em um quadro ou folha de papel. Depois de colocar todos os pensamentos, eles podem ser coletados e organizados. Poder visualizar realmente ajuda.

Na bolha central, escreva o resultado final para o seu público; o que o seu público precisa ouvir para fazer o que você quer que eles façam. Conforme indicado anteriormente, isso realmente não deve ter mais do que doze ou catorze palavras. A partir daí, crie outras bolhas que apoiem o resultado final. Elas se tornarão os elementos de sua mensagem que ajudam a chegar ao resultado final. Devem ser frases curtas, pois você pode não estar apresentando a quem toma a decisão. Portanto, você precisa que a pessoa que esteja ouvindo se lembre do resultado e seja capaz de transmiti-lo integralmente a quem toma a decisão. Você não quer que a sua mensagem saia truncada por ser muito longa ou muito confusa.

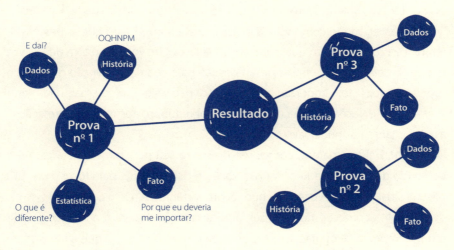

Anatomia de uma mensagem

Antes de elaborar qualquer mensagem para qualquer pessoa, você precisa formular a si mesmo as três perguntas que o público está silenciosamente ou diretamente fazendo:
- ▶ E daí?
- ▶ Quem se importa?
- ▶ O que eu ganho com isso? (pessoalmente, minha preferida)

A mensagem tem três partes: um resultado de não mais de doze ou catorze palavras, prova, e "faz eu me importar". O resultado é simples e direto. Trata-se do motivo para você convocar a reunião e o que você espera alcançar a partir dela. A prova corresponde aos dados – é o motivo para essa solicitação feita por você ser essencial, apoiado por fatos. O "faz eu me importar" poderia ser considerado a parte acolhedora, difusa de uma mensagem. Esse elemento é fundamentalmente importante se o seu público não for tão informado quanto você sobre os aspectos técnicos do produto ou da tecnologia.

Aquilo que você traz para a mensagem é muito importante, seja ao fazer uma apresentação para um grupo de pessoas ou uma a uma. Pode ser uma surpresa para você, mas do que as pessoas lembram uma semana depois de ouvir uma apresentação é da aparência do apresentador, bem como de seu contato visual, gestos e humor. De fato, gritantes 55% do que um público se recorda é da parte não verbal.

Sua voz e o modo como você a utiliza representam 38% do que as pessoas se lembram: projeção vocal, qualidade vocal, variações de volume, o tom de sua voz e o ritmo dela. Você usa frases de sinalização para chamar a atenção do público (por exemplo,: "Isto é importante" ou "Se você não se lembrar de mais nada, lembre-se disso")? Você faz uma pausa para deixar o público absorver a informação e, assim, organizar as principais mensagens?

Por incrível que pareça, apenas 7% do que o seu público leva para casa é o conteúdo de sua mensagem. Por isso você precisa trabalhar para focar o seu público nas palavras que você acha que são importantes, e não o contrário.

Já vi isto acontecer muitas vezes: apresentadores deixarem o público decidir o que é importante ou não. Isso é o beijo da morte. Destacar o que é importante é de responsabilidade do apresentador. Você precisa saber disso antes de entrar.

PALAVRAS DE SABEDORIA

Grant Herman

Analista de soluções baseadas na nuvem na Booz Allen Hamiltons

TRABALHANDO COM VÁRIAS GERAÇÕES

Fazer parte da Geração Y é provavelmente a posição mais difícil. Nós vivemos como seres humanos esquizofrênicos que devem ser humildes e arrogantes ao mesmo tempo. Os trabalhadores mais velhos se queixam de que a equipe mais jovem é preguiçosa e de que não tem ética de trabalho, o que parece ridículo, considerando que a nossa geração teve de encontrar um emprego em um dos mercados de trabalho mais difíceis desde a Grande Depressão. Todos os dias eu sinto resistência diante de decisões que tenho de tomar ou de ideias que tenho. Também sinto que as gerações mais velhas tiveram outra disposição para orientar o pessoal mais jovem, mas esse tipo de envolvimento parece estar desaparecendo.

Descobri que, para superar diplomaticamente esses obstáculos, você deve educadamente tentar expressar as suas ideias. Você ainda precisa se lembrar de que faz parte da equipe mais jovem.

Eis as três coisas que tento lembrar:

1. Empregados mais jovens, especialmente aqueles que trabalham em grandes empresas internacionais, precisam olhar para os problemas e tentar resolvê-los no longo prazo. Nem sempre posso fazer o que é melhor para mim naquele momento, mas é preciso ter uma previsão.

2. Caso não goste de um membro da equipe, júnior ou sênior, você precisa permanecer respeitoso, mesmo que alguém tente provocá-lo. Eu sempre deixo que o meu trabalho fale por mim.

3. Deixe o seu ego em casa. Enquanto estou no trabalho, meu principal objetivo deve ser o de fazer o que é melhor para minha equipe/empresa.

Há uma filosofia e um estilo de artes marciais taoista em que se espera que você seja como uma rolha em um balde d'água. Não importa quantas vezes batam na rolha, ela sempre retorna à superfície. Quanto mais forte batem na rolha, mais rápido ela retorna. A juventude no trabalho deve ser como a rolha no balde: deve flutuar.

Os quatro pilares da comunicação

Em meu trabalho de comunicações descobri quatro elementos que são essenciais na apresentação de uma mensagem:

176 REVER! RENOVAR! REINVENTAR!

1. Química
2. Credibilidade
3. Clareza
4. Consistência

Química

O que faz de alguém uma pessoa persuasiva? Você se lembra do Capítulo 3, em que falamos sobre o carisma? Tudo se resume à química:

▶ Essa pessoa gosta de você?

▶ Você gosta dessa pessoa?

▶ O que vocês têm em comum?

▶ Como você pode se relacionar com essa pessoa?

É um fato muito conhecido que as pessoas se atraem por aquelas mais parecidas com elas. Portanto, se houver algo que seja evidente sobre a pessoa que você quer recorrer e usar como um conector, deve usá-lo. Você não conhece a pessoa ainda? Não tem problema. Hoje em dia, você pode encontrar um volume considerável de informações sobre as pessoas na internet.

Recentemente, trabalhei com alguém que estava prestes a viajar para o Oriente Médio para se apresentar para um funcionário-chave do governo. Perguntei ao meu cliente:

— Quanto você sabe sobre ele?

— Não muito — ele me respondeu.

— Bem — eu disse —, vamos ver o que podemos descobrir no YouTube.

Com um clique encontramos um vídeo do funcionário e o assistimos várias vezes para estudar sua linguagem corporal e ouvir como ele falava. Era ouro puro. E agora meu cliente viaja pelo mundo utilizando a mídia social como preparação normal para novos negócios e triplicou sua receita.

Credibilidade

Você reforça tudo o que diz com provas? Se você estiver dizendo que sua empresa é líder em um setor específico, então deve dar exemplos disso. Um fato interessante sobre a comunicação oral é que tendemos a lembrar três detalhes, no ritmo de três.

Portanto, se você puder dar três exemplos curtos – como sua tecnologia ou equipamento, por exemplo, tornará a vida dessa pessoa mais fácil, feliz e rica –, eles se lembrarão de você por mais tempo.

Clareza

Você fala, literalmente, a mesma língua que seu público no mercado global? Como você pode se comunicar bem em um idioma que não é sua língua nativa? Nos primeiros trinta segundos, fale devagar. Em seguida, ao entrar no ritmo de seu sotaque – e todos nós temos sotaque –, o público continuará a ouvir. Porque, se ficarmos brincando de pega-pega com a pessoa com quem estamos falando e não conseguirmos entender algumas das palavras, geralmente ficamos fora de sintonia.

Esse pilar da clareza também se aplica às palavras técnicas ou à sopa de letrinhas, o uso de siglas. Se a sua tendência é utilizar termos técnicos, sugiro usar o termo por extenso na primeira vez e, em seguida, dizer: "Daqui em diante vou me referir a isso como..." e utilizar a sigla.

Quando as pessoas não conseguem compreendê-lo, não se trata apenas das palavras que você utiliza. Os tiques verbais podem derrubá-lo. Usar muito "hum", "tipo" e "sabe" pode distrair o seu público. Aumentar a voz no final das frases, fazendo-as soar como se fossem uma pergunta, faz as pessoas acreditarem que você não se sente confiante com o que está dizendo; elas acabam desligando o pensamento de você: "Por que eu deveria acreditar no que essa pessoa diz se nem ela mesma acredita?". Talvez não devêssemos julgar as pessoas por suas idiossincrasias, mas a verdade é que fazemos isso.

Muitas pessoas bagunçam situações perfeitamente manejáveis com a escolha ruim de palavras. No início deste ano, Tim Armstrong, da AOL, estava planejando fazer mudanças nas contribuições para a aposentadoria dos funcionários e as justificou com maus exemplos e utilizou a expressão "bebês deficientes"[17]. Naquele dia, o preço das ações da AOL era de 49,49 dólares. Alguns dias depois, caiu

---

[17] No caso, Tim Armstrong reduziria um benefício dos empregados da AOL. Para isso usou como exemplo um dispendioso gasto com dois bebês de funcionários, que precisaram de muitos cuidados médicos ao nascer, custeados pelo seguro de saúde da companhia. [N. do E.]

para 47,28 dólares. Armstrong enviou um e-mail aos funcionários no dia seguinte, pedindo desculpas e dizendo que não faria mudanças nas contribuições para a aposentadoria. Na segunda-feira após o ocorrido, a história chegou à mídia, e o preço da ação caiu para 45,76 dólares e continuou caindo paulatinamente. No momento em que escrevo (junho de 2014), o preço despencou para 36,36 dólares. Talvez se Armstrong tivesse demonstrado maior sensibilidade com as palavras, as ações não tivessem sido afetadas.

Outra maneira de administrar mal as palavras é quando as pessoas não falam ou escrevem corretamente. Você equivocadamente usa "menos" no feminino, ou seja, "menas"? "Perca" em vez de "perda"? "Mais grande" no lugar de "maior"? E assim por diante.

Há também uma tendência de as pessoas serem muito casuais com o idioma. Em vez de dizer um elegante "não há de quê", quando alguém agradece um elogio ou um favor, as pessoas tendem a escorregar para um preguiçoso "falou" ou "tudo bem". Fale corretamente, e as pessoas vão levá-lo mais a sério. Confie em mim!

Por fim, a regra de ouro do falar: o drama acontece durante o silêncio. Introduza-o estrategicamente. Não é para quando você perdeu o rumo, embora possa ocorrer, mas por outras razões. Faça o silêncio, a pausa, a contagem. Não há nada tão poderoso e fascinante para um público.

Aquecimento

Não me importa se você está fazendo um teste para um espetáculo da Broadway ou precisando ligar para o reitor de sua faculdade. Você precisa soar bem ao falar! Seja um artista ou um homem de negócios, você precisa delicadamente aquecer a sua voz todos os dias antes de realizar reuniões, seja ao telefone ou pessoalmente. Aqui estão algumas dicas de como os artistas se preparam para lançar o seu poder de estrela:

- ▶ **Cantarolar para cima e para baixo da escala musical:** não alto, mas com cuidado, aquecendo calmamente os músculos da laringe (pregas vocais).
- ▶ **Fazer o som *BRRRRRR*:** se não conseguir fazê-lo, há tensão. Isso relaxa a boca para facilitar a articulação. O mesmo se aplica ao fazer o som de um

barco a motor ou rom-rom de um gato – apenas com a língua. Você precisa afrouxar a boca para se comunicar bem.

▶ **Dizer "O rato roeu a roupa do rei de Roma":** diga rapidamente três vezes e realmente acentue as palavras. Isso trabalha seus músculos faciais. Se você achar que está articulando mal as palavras, comece de novo.

▶ **Bocejar:** relaxa a garganta e o rosto. Solte sua mandíbula e deixe sua língua pendurada para fora e logo você começa a bocejar (só não faça isso durante a reunião ou a audição, por favor).

▶ **Falar pelo nariz (uma dica excelente para falar em um lugar barulhento):** se estiver em um restaurante lotado, por exemplo, fale através de seu nariz. Sua voz vai projetar-se, suas pregas vocais não vão se machucar e ninguém detectará que você está falando com um tom nasal. Isso é uma tábua de salvação para cantores e oradores públicos.

Além disso, você precisa manter o seu corpo relaxado fisicamente. Antes de sua reunião, faça polichinelos, corra no lugar, qualquer coisa para manter o sangue fluindo – você pode até fazer flexões de braço contra a parede do banheiro!

Consistência

O quarto pilar é a consistência. Você conhece pessoas que prometem demais e não cumprem? Todos nós conhecemos pessoas que dizem que completarão uma tarefa e que não o fazem. A consistência é uma característica fundamental em uma pessoa persuasiva. Temos de confiar que uma pessoa cumprirá com o estabelecido antes de decidir ajudá-la. O seu chefe tem de confiar que você consegue lidar com uma responsabilidade adicional se pretende promovê-lo. Ou se você estiver tentando convencer alguém a apoiar uma causa, essa pessoa precisa acreditar que, de forma consistente e confiável, você também ajuda essa causa.

PALAVRAS DE SABEDORIA

Andre Mechaly

Diretor de marketing/estratégia de rede e sistemas de infraestrutura na Thales

TRATA-SE DE COMO VOCÊ DIZ

Especialistas da área técnica às vezes têm dificuldade de explicar coisas para não especialistas. A maioria das pessoas não consegue sair de casa sem seus *smartphones*, mas não se preocupa com o processador *quad* do *smartphone* de 1,5 GHz. Como explicar essas características técnicas para que os usuários entendam qual é a dificuldade e por que nossa solução é melhor do que a da concorrência? Um dos maiores elogios que recebi após uma palestra foi de um especialista de fora da área técnica que me agradeceu, dizendo que realmente sentia que entendeu tudo o que eu havia explicado.

Eu me lembro de ter de falar em uma conferência de vendas sobre a explosão do tráfego de dados em celulares para mostrar ao pessoal de vendas que todo o uso que as pessoas estavam tendo com vídeos em seus *smartphones* levaria a quantidades incríveis de dados que necessitariam de redes maiores, oferecendo oportunidades de negócios para a empresa. Ao preparar a apresentação, quis contar para o meu público que o tráfego de dados móveis alcançaria 50 exabytes em 2015. Poucas pessoas sabem o que é um exabyte e provavelmente menos pessoas ainda conseguem explicar o que isso representa. Para explicar, calculei quantos *smartphones* precisaríamos empilhar, considerando sua capacidade de memória, para atingir a mesma quantidade de dados. Para atingir 50 exabytes empilhando *smartphones* de 32 gigabytes (GB) de dados, a altura da pilha alcança 1,25 vezes o diâmetro da Terra. Ao fazer minha apresentação e explicar sobre a quantidade de dados, convidei o público a fazer uma brincadeira e empilhar seus *smartphones*, o que eles começaram a fazer. Eu disse então que iria embora e que eles deveriam me telefonar assim que a altura superasse o diâmetro da Terra. Todo mundo deu risada; cada um deles hoje sabe o que é um exabyte!

Contando histórias

Os seres humanos são contadores de histórias, desde os tempos em que os homens escreviam com imagens nas paredes das cavernas. Nós nos relacionamos com aquilo que podemos ver com o olho da nossa mente. Você já leu um livro que adorou e depois foi ver o filme baseado no livro? Você saiu do cinema se sentindo decepcionado? Por que isso ocorre? As imagens que você criou em sua mente com base no livro são perfeitas; foi você quem as criou. Já no cinema, outra pessoa representou aquela história; portanto, muitas vezes, a sua percepção da história acaba sendo sabotada.

Tendo passado décadas preparando executivos para apresentações, sempre me espanto ao ver como as apresentações ficaram áridas. Lembro-me de quando participei de uma conferência médica de 3 mil médicos distraídos todos ali sentados para saber das últimas novidades em tratamento médico para doenças graves. Observei os médicos durante algumas palestras áridas, tediosas, em PowerPoint. Eles trocavam mensagens de texto entre si ou com suas famílias, faziam palavras cruzadas no jornal local (não estou brincando), bocejavam ou, simplesmente, dormiam.

Então, assim que o palestrante disse: "Deixe-me contar-lhes a respeito de um paciente que tratei, que...", 3 mil pares de olhos de repente se fixaram nele. O público estava prestes a ouvir uma história, e foi ela que prendeu a atenção dele.

Uma história contada em cem palavras ou menos pode transmitir uma mensagem muito melhor do que 3 mil palavras explicando o tratamento. Você precisa de ambos? Sim, mas apimente as suas apresentações com exemplos, casos e experiências pessoais. As pessoas querem conhecer *você*. Você é o sistema de entrega de sua mensagem. Caso contrário, o que inicialmente descrevi sobre o que aconteceu com o palestrante na conferência médica também acontecerá com você.

Desenvolva o que você quer dizer com uma história usando as cinco perguntas básicas: quem, o quê, onde, quando e por quê. Se você puder responder a essas perguntas, então conseguirá criar exemplos (histórias) que vão motivar o seu público e vender o seu produto, ideia ou serviço.

As pessoas a quem está fazendo a apresentação podem dizer "Eu ouço você", mas assim que você der vida à apresentação elas dirão: "Ah, eu vejo". Elas agora veem a história através do olho da mente, que então se fixa em sua mensagem e em seu sucesso.

Posição de controle

III. VOCÊ DEIXA QUE OS OUTROS INTERFIRAM OU DISTORÇAM A SUA MENSAGEM DURANTE A SUA APRESENTAÇÃO; VOCÊ NÃO ESTÁ PREPARADO PARA A SESSÃO DE PERGUNTAS E RESPOSTAS

Qualquer pessoa a quem você esteja transmitindo a sua mensagem pode sequestrá-la a qualquer momento durante a sua apresentação. Essa não é uma situação ideal para você, especialmente por significar que, ao perder o controle da mensagem, você não conseguirá o que quer – você terá de consentir com aquilo que outra pessoa quer.

Nem todo mundo quer que você tenha sucesso. Você pode ter um chefe que queira segurá-lo porque gosta da posição em que você está. Você está resolvendo as coisas para ele. Você está fazendo um trabalho tão bom que ele não pode promovê-lo ou até gerenciar em seu lugar se você sair para dirigir outro departamento! Portanto, às vezes você está realmente sendo retido por ser muito bom na atividade atual. E a pessoa que o segura vai distorcer o que você está tentando expressar jogando confete e serpentina para deixá-lo ciente de como é valioso para a equipe! Você não pode deixar isso acontecer.

Outro motivo para alguém tentar atrapalhar você é quando aquilo que você quer está em oposição direta ao que essa pessoa quer. Como discordar sem atacar ou bajular? Utilize expressões que sirvam como "ponte" e que possam orientar a conversa de volta para o seu interesse, como "Deixe-me elaborar isso" ou "Talvez eu possa acrescentar...". Uma expressão para estabelecer uma ponte contra a qual ninguém pode argumentar é: "Em minha experiência...". Essa frase deve funcionar quando você está defendendo o seu ponto de vista, a sua pesquisa ou as suas decisões.

Lembre-se: os interesses de outra pessoa somente podem se tornar uma preocupação sua à medida que puderem privar os seus interesses. Você precisa manter o controle da conversa se quiser ter sucesso.

Eis algumas outras expressões que servem como ponte:

▶ "Esse é um ponto importante, porque o que estou descobrindo é que..."

▶ "Não estou familiarizado com isso, mas o que posso dizer é que..."

▶ "Na verdade..."

PALAVRAS DE SABEDORIA

Art Stevens
Cofundador da StevensGouldPincus

OUÇA!

A principal maneira de as pessoas sabotarem a si mesmas nas negociações e na venda de novos negócios é não ouvir. O diálogo nunca deve ser sobre "eu, eu, eu". Essa abordagem acaba jogando um possível cliente para outro negócio antes que você se dê conta. O diálogo deve ser sobre "você, você, você" e você só pode convidar a pessoa do outro lado da mesa a compartilhar suas necessidades e problemas se realmente escutá-la.

Há uma enorme diferença entre ser articulado e ser tagarela. O profissional articulado consegue transmitir muito mais significado em poucas palavras. Menos é mais.

A melhor maneira de fazer uma negociação de sucesso, livre de sabotagem, não é estabelecendo limites para o que se pode ou não aceitar. Todas as cartas devem estar e permanecer na mesa. Ambos os lados devem permanecer transparentes, calmos, civilizados e abertos. A inflexibilidade é o caminho mais provável para as duas partes desistirem e assegurarem a própria derrota. Como "casamenteiro" profissional, é meu trabalho manter ambos os lados interessados, animados, positivos e focados. Se ambos os lados puderem ser persuadidos de que trabalhando em conjunto podem criar algo maravilhoso, haverá mais disposição para ceder em pequenas coisas.

Exercício "meia-vida"

Como diz Art, há uma diferença entre ser articulado e ser tagarela. Isso é especialmente importante quando você desenvolve o seu "discurso de elevador"; aquela avaliação rápida sobre quem você é e o que você faz que dure o tempo que levaria dentro de um elevador com alguém que você nunca viu antes e que quer conhecer algo a respeito de você.

Quando o tempo que você dispõe para atrair o interesse de alguém é limitado, é preciso fazer valer cada palavra. Tente este exercício para ajudá-lo a eliminar palavras desnecessárias que podem distrair o público.

Em primeiro lugar:

1. Tenha um cronômetro, um despertador ou um *smartphone* com uma dessas opções a postos;
2. Tenha um instrumento de gravação a postos;
3. Tenha seu discurso pronto.

Agora, configure o dispositivo para sessenta segundos e grave o seu discurso. Reproduza a gravação. Quais são as palavras desnecessárias? Corte-as.

Em seguida, configure o dispositivo para trinta segundos e grave o seu discurso novamente. Mais uma vez, procure todas as palavras que são desnecessárias e que o tornam mais lento e corte-as de seu discurso.

Finalmente, configure o dispositivo para quinze segundos e grave o seu discurso uma última vez. Ouça. Esse é o discurso que deve ser adotado.

Garanto que você encontrará o cerne de sua mensagem através deste exercício.

EXERCÍCIO "MEIA-VIDA"
Tente transmitir sua mensagem em:
- 60 segundos
- 30 segundos
- 15 segundos

Brilhando
IV. VOCÊ NÃO DEIXA SUA PERSONALIDADE APARECER – VOCÊ NÃO BRILHA

Muitas pessoas ficam tão estressadas quando se trata de fazer a apresentação de uma mensagem que parecem pomposas e pouco naturais. Essa não é uma boa maneira de trazer as pessoas para o seu lado. Ninguém vai se envolver com uma marionete, exceto o manipulador de marionetes; e certamente você não quer ser controlado por um manipulador de marionetes!

É bom deixar sua personalidade brilhar, especialmente quando se trata de uma entrevista, audição ou qualquer situação em que você esteja se vendendo. A pessoa que faz a contratação quer saber se você tem as credenciais certas para executar a tarefa corretamente, mas ela também quer saber se a empresa pode trabalhar com alguém, diariamente, sob pressão e com prazos. As pessoas vão contratá-lo porque gostam de você. Sem saber quem você realmente é, como elas podem saber se gostam ou não de você?

Existem maneiras de expressar o seu ponto de vista e ainda manter o emprego. Tenho um amigo que é brilhante, sincero e desempregado. Acredito que a única razão para isso é a sua maneira de se expressar. Ele insulta, em vez de inspirar. Se isso soar familiar para você, tente gravar os seus comentários quando conversar com alguém ao telefone. Não há nenhuma lei que eu conheça que proíba gravar a própria voz, mas não grave a voz de seu colega sem permissão. Ouça a gravação. Se *você* se sentir insultado por sua escolha de palavras e tom de voz, pode apostar que o seu público também se sentirá. Você deve conseguir apresentar o seu ponto de vista de uma forma que provoque a inclusão, e não a divisão.

Como se portar em uma entrevista

No momento em que este livro está sendo escrito, o mercado global de trabalho está tendo uma pequena melhora. A má notícia é que aqueles que estiveram subempregados ou desempregados estão tão desesperados que podem se autossabotar na entrevista. Você não vai querer se autossabotar antes mesmo de entrar pela porta da frente!

Existem leis em alguns países sobre o tipo de perguntas que são proibidas, como idade, religião e estilo de vida. No entanto, tenho relatos e experiência pessoal de que empresas dos EUA estão fazendo essas perguntas proibidas. E, se estiver sendo entrevistado para trabalhar em empresas sediadas fora dos EUA, muitos países não possuem esse tipo de lei. Portanto, você deve estar preparado e decidir se vai ou não responder a determinadas perguntas.

Em minha pesquisa com pessoas procurando novas oportunidades, muitas delas optam por responder a essas perguntas. E aqui está o motivo: os empregadores sabem que estão em posição de poder e que há centenas de candidatos na fila do lado de fora da porta. Infelizmente, eles podem decidir perguntar o que quiserem. Você precisa estar preparado, caso isso aconteça, tendo respostas que possa dar confortavelmente, para não se sentir pego de surpresa.

Em defesa do empregador, aquilo que eles veem em seu currículo não reflete quem você é. Quem você é realmente? Você é honesto e ético? Você é alguém que o empregador e seu gerente direto querem ter por perto? Vocês têm alguma coisa em comum?

Você pode optar por não responder a alguma pergunta, mas pelo menos deve ter algo em seu arsenal para criar uma ponte que permita sair de uma saia justa. Por exemplo:

Pergunta: Qual é a sua religião?

Ponte: Prefiro não dizer, no entanto...

Resposta: Tenho uma forte bússola moral. Sou extremamente ético, acredito nos valores de sua empresa e me dedicarei a protegê-los.

Seja para uma entrevista à imprensa, uma entrevista de emprego ou uma audição para um espetáculo, você precisa pelo menos admitir a pergunta, ainda que não possa ou não queira respondê-la diretamente, caso contrário sua credibilidade ficará comprometida.

PONTE

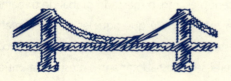

- Responda à pergunta;
- Em seguida, crie uma ponte para o que você quer falar;
- Use "por exemplo", "e", "no entanto".

Lidando com um entrevistador complicado

Entrevistas e audições são conduzidas por seres humanos, não robôs; portanto, você não pode contar com a possibilidade de o entrevistador ser previsível e robótico. Aqui estão alguns tipos complicados de entrevistadores e algumas dicas para lidar com eles:

▶ **De pensamento rápido:** você tem de quebrar o ritmo do padrão de fala. Respire; fale devagar e metodicamente para quebrar o ritmo.

▶ **Cáustico:** use a expressão ponte "na verdade". Isso dilui a emoção. Por exemplo:
- ▪ **Pergunta:** Por que você não esteve empregado durante os últimos três anos?
- ▪ **Resposta:** Na verdade, eu passei esse tempo como voluntário para o hospital local, fazendo cursos de educação continuada na faculdade de minha cidade e dando aulas para crianças carentes.

Você pode defender-se da acusação com qualquer argumento que não seja: "Eu estava procurando emprego".

▶ **Sarcástico:** esse é o entrevistador que quer fazer você se sentir mal a respeito de si mesmo. Por exemplo:
- ▪ **Pergunta:** Estou surpreso que você não esteja mais atualizado em seu conhecimento de tecnologia. Por que você não está?
- ▪ **Resposta:** Estou disposto a aprender qualquer coisa que você ache importante, em meu tempo livre. As habilidades que listei são as que o meu empregador anterior designou como importantes.

▶ **Que tenta fazer você tropeçar:** sim, às vezes o entrevistador só quer que você cometa um erro. Essa pessoa pode estar entediada com o trabalho ou se sentindo intimidado pela situação. Eles precisam de um lugar para exercer o poder e, por azar, você será o alvo de todos os sonhos irrealizados e frustrações de carreira deles!

A ideia é que você responda à pergunta da pessoa ou reconheça a queixa dela, mas, então, com uma das frases que servem de ponte, passe para a *sua* mensagem e, em seguida, *pare de falar*. Em outras palavras, uma vez tendo atravessado a ponte, *exploda-a*, ou seja, não retorne para o ponto de vista do entrevistador. Se você fizer isso, é provável que seu adversário continue atormentando-o, e você acabará se colocando na defensiva e se sentindo derrotado. O fundamental é que você deve pelo menos reconhecer a preocupação do entrevistador antes de transpor para o seu lado do argumento.

Quando alguém tenta intimidá-lo a dar uma resposta ou concordar com algo que você não quer aceitar, existem maneiras de responder e permanecer neutro.

Em primeiro lugar, é melhor que ambos estejam sentados em vez de o intimidador ficar em uma posição fisicamente superior a você. Em seguida, deixe a pessoa desabafar sem que você diga nada. Após cerca de quinze minutos, a pessoa perderá o ímpeto e, então, você começa lenta e calmamente a falar. Enquanto a pessoa estiver desabafando, você deve ficar calmo e respirar lentamente, inspire e expire. Concentre-se em sua respiração.

Agora, aqui estão algumas frases que você pode usar para recolocar a conversa de volta nos trilhos:

- ▶ "Nós já conversamos sobre isso antes..."
- ▶ "Deixe-me esclarecer..."
- ▶ "Ajude-me a entender aonde você quer chegar com isso..."
- ▶ "Não gostaria de falar a respeito disso..." (Observação: é importante dizer isso de forma amistosa, não cáustica)
- ▶ "Eu me pergunto o que o motiva a falar dessa maneira comigo..."

Como arruinar uma entrevista

Aqui estão algumas maneiras pelas quais muitas vezes você pode se autossabotar durante uma entrevista ou audição:

- ▶ Chamar a atenção para a sua insegurança com linguagem corporal desajeitada ou tiques faciais (ou ambos);
- ▶ Não olhar ninguém nos olhos;
- ▶ Cumprimentar seu entrevistador com um aperto de mão frouxo.
  Salientar que você está cansado, com dor de garganta, que não é bom em entrevistas etc;
- ▶ Estar despreparado – improvise!;
- ▶ Se desculpar ao longo da entrevista a respeito de todos os pontos anteriores.

Conclusão

Na verdade, estar preparado requer menos esforço do que dar desculpas. Você precisa planejar o que quer falar, e ensaiar o que vai dizer, antes de transmitir a sua mensagem. Apesar de já ter constatado em minha experiência que o excesso de ensaio pode ser desastroso, você precisa saber como soam as palavras antes que elas saiam de sua boca. Filme a sua fala (Capítulo 6). Esteja certo sobre o que vai dizer, e de que vai dizê-lo bem, antes de abrir a boca para falar.

8
Aptidão

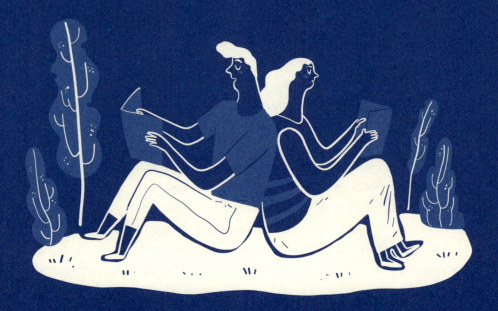

Pense antes de falar.
Leia antes de pensar.

Fran Lebowitz

Você é curioso? Responda às seguintes afirmativas com "verdadeiro" ou "falso":

1. Todo dia eu acordo e me pergunto que novas aventuras podem me aguardar;
2. Fico maravilhado com as grandes diferenças entre as pessoas e quero aprender o que as motiva;
3. Tento aprender uma palavra nova a cada dia só porque é divertido;
4. Ao ficar sabendo as notícias do dia, vou além do noticiário da televisão ou do jornal e faço mais leituras complementares sobre algo que li ou ouvi que me intriga;
5. Converso com pelo menos uma pessoa por dia sobre um assunto que não esteja centrado em minhas necessidades.

Se você respondeu "falso" a qualquer uma das perguntas acima, é hora de colocar de novo a sua curiosidade em xeque! Bem-vindo à aptidão.

Minha mãe cresceu sendo chamada de "*nebby*", que é a palavra escocesa ou irlandesa para "intrometida". Ela tinha intensa curiosidade sobre tudo. Já com mais de 70 anos, decidiu aprender tudo sobre futebol americano, pois estava ficando cansada de não entender o que todos os torcedores do Denver Broncos ao redor dela estavam falando. "Se você não pode vencer o inimigo, junte-se a eles" era o seu mantra. Não havia internet na época; ela tinha de ir à biblioteca para ler tudo o que pudesse. Ah, e ela tinha degeneração macular e só conseguia enxergar com a visão periférica. Mas isso não a impediu. Sua curiosidade, o desejo de aprender, era insaciável. No final, tornou-se uma grande torcedora dos Broncos e assim foi até o dia em que morreu, com quase 90 anos.

Eu herdei dela essa curiosidade. Não consigo imaginar viajar pela vida sem olhar em volta e querer saber mais sobre as coisas. Pode ser algo aparentemente comum, como o padrão da casca de um olmo norueguês, ou as formações de nuvens no céu de verão. Até as rachaduras nas calçadas me intrigam e me fazem querer saber mais sobre o mundo e sobre todos os pequenos detalhes que o fazem funcionar. Nem todo mundo é assim, embora minha preocupação seja com as pessoas que não têm curiosidade alguma.

A curiosidade e o desejo de aprender são essenciais para o seu sucesso. As pessoas que vivem se preocupando apenas com o trabalho não ganham nada na vida. Elas vivem como máquinas que realizam a sua função, se desgastam, e depois são substituídas por máquinas novas.

Eu quero mais do que isso para você!

Neste capítulo mostrarei como abraçar o seu senso de curiosidade e cultivá-lo. Vou orientá-lo como usar esse senso de curiosidade com o qual todos nós nascemos para ir atrás do conhecimento que você precisa para ter sucesso.

Não estou dizendo que é hora de sair de seu emprego e voltar para a escola. Existem muitas maneiras de você expandir a sua mente (e seus horizontes), e em apenas alguns minutos por dia. Tudo começa treinando a si mesmo para se tornar curioso novamente.

PALAVRAS DE SABEDORIA
Michael Mastro
Ator/diretor/coach de carreira da Broadway

DESENVOLVENDO O SEU CÉREBRO

Eu me tornei cada vez mais interessado pelo poder criativo da mente humana. No último século, inúmeras filosofias, ensinamentos, livros – movimentos inteiros – surgiram com a finalidade de despertar as pessoas para o incrível poder do pensamento e da intenção. Alguns são mais racionais no tom e alguns são mais místicos/miraculosos no pensamento. Em todo caso, a ciência demonstrou que o foco mental e padrões de pensamento de uma pessoa decididamente afetam o seu sistema nervoso autônomo. Este, por sua vez, afeta a maneira como sentimos e passamos pela experiência da vida durante o curso de nossos dias, e isso afeta tremendamente nossos níveis de energia, nossa sensação de bem-estar e, finalmente, o modo como interagimos com o mundo. Nossos sucessos no mundo dependem profundamente da qualidade de nossa interação com ele. Pesquise algumas dessas práticas e veja o que funciona para você.

Eu incentivo qualquer trabalho pessoal que ajude a assumir totalmente a responsabilidade por nossa mente e a forma como a utilizamos. Oração e meditação são práticas antigas, mas a exploração do uso de outras práticas mais recentemente desenvolvidas, como o pensamento positivo, hipnose, visualização, Técnicas de Libertação Emocional (método *tapping*) e assim por diante, pode levar a uma posse mais consciente da mente e ao uso responsável e criativo dela.

A curiosidade matou a... autossabotagem

Sim, é verdade. As pessoas curiosas não se sabotam. As pessoas curiosas crescem com conhecimento e experiência, e, consequentemente, com sucesso.

Anos atrás, eu tinha alguns amigos, os Dibbles, cuja curiosidade por todos os lugares era tão grande que eles dedicaram todo o tempo livre para viajar. Na casa deles, um mapa-múndi de três metros por quatro metros está pendurado na parede, e de tempos em tempos um deles venda os olhos e coloca um alfinete no mapa para decidir sua próxima viagem. Quando completaram 70 anos, já tinham viajado para quase todos os lugares.

Eles voltavam dessas longas viagens, às vezes com três meses de duração, e montavam uma apresentação de *slides*, a qual denominavam "Diário de Bordo dos Dibbles", para compartilhar com a comunidade.

Eu sempre achei a curiosidade dos Dibbles pelo mundo muito incrível. Eles começavam o processo pregando um alfinete em um mapa, mas, ao saber para onde viajariam, tinham muito orgulho em aprender tudo o que podiam sobre a cultura, o país e os costumes – e tudo isso muito antes da internet. Isso significa que tinham de pesquisar da forma antiga, gastando horas em bibliotecas e livrarias e também tendo aulas. Já com idade bem avançada, eles continuavam com o espírito de crianças de 5 anos, ansiosas por aprender e descobrir.

Há muitos estudos sobre esse fenômeno, e há muitos lugares para apontar o dedo quanto ao momento em que nossa curiosidade foi morta. Talvez sejam os pais não quererem responder a tantas perguntas, talvez sejam as escolas tentando forçar currículos "tamanho único". Seja o que for que mate a curiosidade, a boa notícia é que você pode tê-la de volta!

Palavras SPARC

As seguintes palavras devem ajudar a "SPARC"[18] a curiosidade em você. Observe como essas palavras são diferentes das palavras de autossabotagem do Capítulo 1. A cada dia, escolha uma nova palavra SPARC para dar um empurrãozinho na sua curiosidade! Nós as usaremos no Desafio da Curiosidade (em seguida).

- ▶ Exercício
- ▶ Prática
- ▶ Sonho
- ▶ Conexão
- ▶ Crença
- ▶ Abraço
- ▶ Comemoração
- ▶ Comunicação
- ▶ Ajustes
- ▶ Revelações
- ▶ Riso

- ▶ Revisão
- ▶ Vocalização
- ▶ Reflexão
- ▶ Ousadia
- ▶ Visualização
- ▶ Gratidão
- ▶ Ponderação
- ▶ Estratégias
- ▶ Descobertas
- ▶ Sorriso

O desafio da curiosidade

Pergunte "por quê". É uma pergunta muito melhor do que "O quê?". "O quê" retrata o não curioso. A maior parte do que é apresentado para aprendizado em nossos sistemas escolares essencialmente mata a curiosidade das crianças ao somente pedir-lhes que decorem o "O quê". Eu me lembro de ter decorado na escola datas de acontecimentos mundiais, e não o que os provocou; o "O quê", e não o "Por quê". O caminho da reinvenção começa com "Por quê".

Comece a ficar curioso. Escreva o primeiro pensamento que vem à mente de manhã. Seja o que for, por mais banal que pareça, passe dez minutos pesquisando esse pensamento on-line. Por exemplo, talvez você pense que é hora de trocar os lençóis de cama. Ótimo! Então, descubra: onde se originaram os lençóis de cama? Em que

---

[18] A autora usa um jogo de palavras, pois *spark* pode ser traduzido como faísca, centelha, "acender", "despertar". [N. da T.]

país, em que século? Coisas pequenas, cotidianas, aparentemente sem importância, podem despertar a nossa curiosidade inerente e começar a nos treinar novamente a pensar em vez de apenas agir.

Encontre uma palavra SPARC e fique com ela. A cada dia, escolha uma palavra da lista anterior. Pesquise durante cinco minutos sobre ela e, depois, coloque essa palavra como foco do seu dia.

Não seja um "comprador superficial". Sempre tente aprofundar o significado oculto – nada acontece apenas na superfície. Você se lembra das revistas com jogos para crianças? Eu adorava ler com meu filho quando ele era pequeno. Nós gostávamos principalmente das seções de encontrar imagens ocultas. Isso é o que você deveria procurar em cada aspecto de sua vida – todas as "imagens ocultas". Quanto mais você as procura, mais elas se revelam a você.

Se não estiver quebrado... Bem, mesmo que esteja, não jogue fora imediatamente. Talvez você tenha um aparelho quebrado que não possa ser consertado. Antes de se livrar dele, aprenda com ele. Pense em desmontá-lo e ver o que está dentro. Pegue uma peça e investigue a sua função; em seguida, passe para a próxima peça. Quem sabe? Aquilo que você aprende pode acabar levando-o a consertar a peça ou outra coisa que esteja impedindo o funcionamento do aparelho.

Faça o "trabalho braçal". Se você tem o hábito de perguntar ao especialista do bairro sobre assuntos triviais toda vez que precisa responder a uma pergunta, tente descobrir por si só. Aquilo que aprender ficará muito mais em sua memória do que agarrar a primeira resposta que ouvir. Por exemplo, se você faz uma viagem e tem alguém que organize tudo, você apenas curte o passeio. No entanto, ao fazer uma viagem que você planejou, acrescentando ao itinerário a sua escolha de hotéis e restaurantes, ela se torna uma experiência muito mais rica!

A independência é o grande trunfo a ser conquistado, e a curiosidade pode oferecê-la a você. Comece com algo pequeno. Vá ao cinema e, quando voltar para casa, procure informações sobre o local em que o filme foi rodado ou veja se consegue achar informações sobre a forma como o filme foi feito. Quando for a um restaurante, pergunte sobre o que está sendo oferecido no cardápio.

Sempre force a si mesmo a buscar mais sobre qualquer coisa, mesmo quando já estiver se sentindo satisfeito com as informações obtidas. Vá além do "satisfeito" e locuplete-se de conhecimento. Todos os dias você deve ser capaz de transformar um "hein?" em "ah!".

Deixe a sua curiosidade vagar, explorar o seu universo, e você se sentirá mais fortalecido e seguro – ambos são bons antídotos contra a autossabotagem.

Os mansos nada herdarão

Vejo muitas pessoas cederem o seu poder a outra pessoa no comando, de muitas maneiras diferentes. Quando se trata de aptidão, às vezes nos tornamos complacentes em nossa vida, cansamos de desenvolver e expandir nossas experiências, de aumentar a nossa criatividade e, em vez disso, nós a entregamos a um mentor, professor, *coach*, chefe ou sócio. Nós desistimos, perdemos o rumo. E confiamos em alguém para preencher os espaços em branco.

Às vezes a situação é mais insidiosa; às vezes, pessoas que confiamos que cuidarão de nós entram e assumem em nosso lugar. Isso aconteceu comigo ao longo de minha vida e com muitos de meus colegas, clientes e amigos.

Às vezes só precisamos de mentores por determinado tempo e devemos seguir em frente antes que algo desse tipo aconteça. Aqueles heróis que colocamos em pedestais são seres humanos comuns, falíveis e imperfeitos. Eles podem ser talentosos em uma habilidade específica e possuir conhecimentos que sentimos precisar profundamente, mas, uma vez tendo aprendido essa habilidade, precisamos cortar o cordão umbilical – não atirá-los para fora de nossas vidas, mas seguir em frente.

Um bom mentor também sabe disso. Um bom líder não deixa você quebrar as pernas para então precisar se apoiar nele para caminhar; ele deve ensiná-lo a fortalecer as suas pernas, a usá-las de forma que você nunca imaginou ser possível e deixá-lo seguir o próprio caminho.

Quando você não segue em frente, quando você não continua a sua busca para aprender coisas novas e crescer, você para de avançar, fica complacente ou se acomoda em um emprego, setor de atividade ou habilidade que há muito tempo já devia ter superado. O pior cenário é você começar a forçar ou reduzir a sua habilidade para satisfazer a necessidade de seu emprego atual. Já testemunhei centenas de vítimas desse tipo de autossabotagem, pessoas cheias de medo de mudar de atividade, mas desgastadas ou ineficazes em sua profissão atual.

Em algum momento, todos nós precisamos avaliar a realidade. Nós já sabemos tanto quanto o nosso professor? Chegou a hora de seguir em frente?

POR QUE NÃO?

Phong Vu
Sócio do Instituto Consumer-Driven 6-Sigma Management

Eu nasci em 1951, no Vietnã do Norte. Minha mãe, professora do ensino fundamental, criou sozinha a mim e à minha irmã até 1955, quando os ventos da guerra nos levaram ao Vietnã do Sul. Lá voltamos a nos encontrar com nosso pai. Quando a guerra se intensificou, em 1968, meus pais me deram uma passagem só de ida para a Europa. Um ano depois acabei nos EUA, onde eu (e a maioria das pessoas do mundo) achei que seria a terra da oportunidade.

Minha vida na América começou na Califórnia. Trabalhei como ajudante de garçom enquanto fazia faculdade. A vida era muito melhor do que no Vietnã (lá você poderia ser morto). A parte mais difícil foi aprender a dominar o inglês. Percebi que, enquanto não dominasse a língua, não teria sucesso. Graduei-me em 1974 como engenheiro elétrico. Em meu último ano na faculdade, fui representante dos alunos (o meu inglês tinha melhorado muito).

Casei-me com minha namorada da faculdade (ainda estamos casados) e trabalhei em São Francisco. Em abril de 1975, o Vietnã do Sul caiu diante do norte comunista. Voltei para Saigon (hoje cidade de Ho Chi Minh) para tirar minha família da cidade devastada pela guerra. Escapamos em um dos últimos helicópteros que partiram da Embaixada dos EUA em Saigon. Fiquei emocionado com a bravura e abnegação dos homens e mulheres das Forças Armadas dos EUA, que salvaram e cuidaram dos refugiados, e decidi entrar para a Reserva dos Fuzileiros Navais dos EUA no meu retorno de Saigon. Posteriormente, servi por doze anos e dei baixa como major.

Após o meu treinamento como oficial da Marinha, trabalhei na Ford Motor Company, em Dearborn, no Michigan, e fui sendo promovido até liderar vários programas importantes de automóveis e caminhões, tornando-me diretor de qualidade da Ford Global Truck Operations e, em seguida, diretor de implantação global do Seis Sigma na Ford. Aposentei-me da Ford em 2003 e abri meu próprio negócio de consultoria, atendendo grandes corporações.

Depois de todos esses anos, sou grato por ter vindo para os Estados Unidos, onde acredito que ainda seja possível alcançar o objetivo, se você estiver disposto a planejar e se preparar para isso.

Minha vida tem sido guiada por alguns sábios conselhos dados a mim por pessoas muito gentis. Eu ainda os sigo.

Meu conselho é estabelecer uma meta e se manter firme nela. Olhe para a frente, aprenda com os erros e, então, siga adiante. Se não investir, não terá retorno. Sempre olhe para o copo como estando meio cheio, para ter energia para prosseguir, independentemente de como as coisas possam parecer difíceis. Compartilhe e comemore cada pequena vitória.

Aprendizagem "no trabalho"

Eu me lembro de um de meus gerentes no início de minha carreira como alguém que "não se envolvia", mas que ao mesmo tempo exigia excelência. Para uma recém-contratada, isso é sabotagem à espreita. O que fiz foi procurar pessoas na organização que pareciam ter uma competência específica e fazer perguntas a elas. Você ficaria surpreso ao saber como as pessoas estão dispostas a compartilhar informações, especialmente quando não se sentem ameaçadas (por exemplo, competindo com você por promoção ou aumento de salário).

Uma de minhas clientes de maior sucesso alimenta há muito tempo uma rede de pessoas em quem confia para preencher suas lacunas de conhecimento. Ela não tem medo de trocar ideias com outras pessoas fortes, pois sabe muito bem que isso ajuda a minimizar suas fraquezas.

Tendemos a nos associar com pessoas como nós, mas isso nem sempre é do nosso melhor interesse. Não estou dizendo para não se associar a pessoas que são como você, e sim para não ter medo de se associar a pessoas que não são. Estas são as pessoas que preencheriam suas lacunas, que não iriam apenas dizer o que você quer ouvir.

Resolva isso

A realidade é que os gestores também são seres humanos. Alguns podem ser melhores em seu papel de formar e fomentar talentos e ajudá-los a crescer. Outros podem se sentir menos seguros em deixar que os membros de sua equipe fiquem muito fortes e muito inteligentes. Você pode pensar que não é problema seu, que é deles, mas, na verdade, é problema seu. Se um gerente não percebe que ajudá-lo a se desenvolver é parte da função dele ou, pior, quando de forma intencional e deliberada ele faz o possível para segurá-lo a fim de mantê-lo sob seu controle, você tem de fazer algo a respeito.

Eu definitivamente sugeriria que isso precisa começar com uma conversa, e que você é quem deve iniciar essa conversa (consulte o Capítulo 7 para mais informações).

Você é o "talento indispensável" em sua organização? Deveria ser?

PALAVRAS DE SABEDORIA

Parinaz Sekechi

Consultor de aprendizagem da Universidade Alcatel-Lucent

COMPREENDENDO O TALENTO INDISPENSÁVEL

Eu interajo com empresas e líderes de RH que identificam talentos indispensáveis. Os talentos indispensáveis são pessoas que possuem um conjunto único de habilidades que nem todo mundo tem e que são fundamentais para a empresa. Elas têm competências únicas ou conhecimentos fundamentais para o sucesso do negócio e não são facilmente substituídas por qualquer contingente de empregados ou função. Mas não fazem necessariamente parte da linha de liderança e precisam de cuidados específicos para manterem-se engajadas. As pessoas que consistentemente superam as expectativas são aquelas que provavelmente vão se engajar, pois possuem um maravilhoso registro de sucesso por prestar atenção ao seu próprio desenvolvimento.

Há uma crescente tendência de aprendizagem centrada no aluno, em que a tecnologia é usada para ensinar nos termos dos alunos, permitindo a eles que tenham acesso à aprendizagem quando ela é necessária. Essa é uma abordagem próxima e cara a mim. Na Universidade Alcatel-Lucent, temos a plataforma My Personal Learning Environment[19] (My PLE) definida de tal forma que você não precisa realmente passar por cada módulo na sequência. Você pode ir direto para o que chamamos "prova de competência", que é um questionário associado aos módulos de aprendizagem. Se você

---

[19] Meu ambiente pessoal de aprendizagem, em tradução livre. [N. da T.]

passar pela prova de competência, pode seguir para o próximo nível de proficiência. Descobrimos que isso ajuda a produtividade, pois as pessoas não perdem tempo passando por módulos quando já possuem aquele conhecimento. Elas podem fazer a prova de competência e avançar.

Outro aspecto dessa plataforma é a aprendizagem social, a comunidade on-line de aprendizagem que mapeamos por áreas de competência, de modo a haver muito envolvimento, troca de informações e de aprendizado uns com os outros. Essa aprendizagem entre pares é um dos elementos mais empolgantes da plataforma My PLE. Com base na minha observação e experiência, realmente acredito que a aprendizagem entre pares reforce a transmissão de conhecimentos, ajude a formar vínculos dentro de nossa população global de empregados e possa levar a um aumento da motivação e da produtividade. Como parte dessa abordagem, conduzo sessões com líderes que são modelos e convido nossos talentos indispensáveis a ouvir o que torna esse líder específico bem-sucedido, tão respeitado e altamente considerado.

Pessoalmente, ter formação e experiência diversificadas na compreensão do valor dos relacionamentos me dá a flexibilidade para ajudar nossos líderes a ver a diferença entre o que eles acham que precisam e o que realmente é necessário – o que, no final das contas, é como podemos apoiar melhor nossos funcionários para que tenham um impacto positivo na organização e alcancem o sucesso empresarial. Os empregados são a base para a criação de valor em uma empresa. Portanto, os gestores e os líderes desempenham um papel importante em inspirar, engajar, reter e atrair talentos.

Planejando a sua reeducação

Você não precisa esperar que alguém lhe diga o que fazer. Você não precisa que seu gerente conceba o seu curso quando se trata de aprendizagem. Na verdade, em uma empresa hierárquica, controladora, exigente, ou as três coisas, na qual você precisa de aprovação para fazer cursos, eu diria para utilizar o seu tempo, e não o da empresa. Nunca arrisque se sabotar por não ter orientação sobre como melhorar o seu conhecimento.

Todos nós podemos continuar aprendendo. Existe tanta coisa para aprender lá fora e nem sempre há uma mensalidade pesada envolvida. Se estivermos enrolados em nosso trabalho, presos em casa para cuidar de pais doentes ou de crianças pequenas, ou de ambos, há uma grande variedade de cursos on-line gratuitos – gratuitos! – de universidades respeitáveis, chamados Massive Open On-line Course[20] (MOOC). O MIT e Stanford oferecem esses cursos. Pesquise na internet por outros.

Ou você pode roubar uma hora de suas tarefas diárias e ir a uma biblioteca pública. A maioria delas oferece aulas gratuitas ou de baixo custo sobre assuntos diversos, desde redação comercial até tecnologia de informática; assim, realmente não há desculpa hoje em dia para não querer atualizar nossas habilidades técnicas e estimular a nossa curiosidade.

Quanto mais velho você fica, mas experiência de vida você adquire. Seja qual for a paixão que você tenha, ela não precisa ter fim quando você se aposenta. Hoje, mesmo quando você se aposenta – especialmente quando você se aposenta –, sua experiência de vida é de grande valor para universidades. Uma nova vida pode se abrir para você. Por exemplo, um cliente meu, ao se aposentar de seu emprego de publicidade, começou a dar aulas na escola de educação continuada da universidade local. Ele recebia uma remuneração por seu trabalho, mas a principal vantagem era o livre acesso a qualquer um dos cursos. Através disso, ele desenvolveu amor pela fotografia e, alguns anos depois, abriu uma galeria de arte.

PALAVRAS DE SABEDORIA

Byron Gilliam
Chefe comercial nos EUA da Olivetree Securities

ASSUMA RISCOS, MAS SAIBA COM QUEM ESTÁ LIDANDO

Se você estiver decidindo entre diversas opções de carreira ao sair da faculdade, escolha algo que vá bem além do comum. Faça algo louco, se puder.

Meu primeiro emprego ao sair da faculdade foi como corretor na bolsa alemã, com operações conduzidas, principalmente, em alemão. Tive dois anos de alemão na faculdade, mas mal conseguia conversar quando comecei

---

[20] Cursos on-line abertos e massivos. [N. da T.]

a trabalhar. O emprego envolvia negociação rápida de ações na época anterior à internet: um telefone em cada orelha e gritar com os colegas. Olhando para trás, pergunto-me como fiz isso. Mais tarde, passei um ano em uma corretora francesa de ações, na França. Pensei que aprenderia francês, assim como aprendi alemão, mas isso nunca aconteceu.

Tive empregos em quatro países diferentes (até agora) e a comunicação era absolutamente diferente em cada um deles. Os alemães são certinhos, como você imagina que sejam. Eles esperam que você diga o que pensa, sem puni-lo em caso de desacordo. Encaixei-me e me saí bem nesse ambiente. Quando me mudei para a Inglaterra, continuei a falar abertamente e todos concordavam comigo o tempo todo. Então descobri que eles só concordavam na minha frente e que guardavam a opinião de verdade para si. Mas funcionou para mim; as pessoas gostavam da minha franqueza e me destaquei. Ao voltar para os Estados Unidos, eu esperava que todos fossem honestos e diretos, mas na realidade as pessoas eram mais diplomáticas, e minha contrariedade natural me colocou em algumas situações problemáticas. A coisa mais curiosa para mim de quando trabalhei na França era que todo mundo apertava a mão de todo mundo, todos os dias. Tão formal!

Estou chegando ao ponto em que alguns de meus colegas mais jovens são de uma geração mais nova. Recentemente, tive de explicar para alguém o que foi a Guerra Fria e quem é Keith Richards. Tenho pedantemente corrigido a gramática das pessoas em e-mails. Eles zombam de mim, mas acho que estou lhes fazendo um favor. Sou sempre muito formal com clientes, a menos que já os conheça e já tenha mais intimidade. As pessoas mais jovens parecem assumir certa informalidade desde o início.

Por que não?

Confira opções interessantes para aprender como a One Day University, em que você começa a sentir a alegria de beber do conhecimento como quando você estava na faculdade; o seu compromisso nessa alternativa é de apenas um dia. É claro que você dispõe de um dia!

Se você não tem dinheiro, se não pode se deslocar até a escola, se não tem tempo para ficar em uma sala de aula... infelizmente, esses argumentos já não podem mais ser suas desculpas. Com base no próprio conjunto de habilidades, pontos fortes e pontos fracos, você pode decidir o que quer fazer e consegue encontrar recursos disponíveis.

Você precisa de um curso diretamente ligado ao seu trabalho atual? Faça-o somente se o seu empregador oferecer ajuda econômica – e, mesmo assim, pode haver flexibilidade.

Sim, eu acredito muito na educação continuada, mas como você sabe o que perguntar? Você procura um professor para aprender algo, mas o que você faz se não sabe o que precisa aprender? Como saber do que você precisa? Como descobrir em que cursos deve se matricular?

PALAVRAS DE SABEDORIA

Phil Hall

Proeminente coach *vocal e professor de voz de teatro musical*

APRENDIZAGEM

Quando estava na faculdade e na pós-graduação, nunca aprendi a cantar direito. Estudei com professor particular em Nova York e, com as instruções e a paciência de um professor, finalmente aprendi a empurrar a minha laringe para baixo – o ingrediente que faltava para a minha voz. Sou eternamente grato por obter esse conhecimento e habilidade. A paciência que precisei adquirir até alcançar o que queria me ajudou a ter uma paciência infinita com a jornada de meus alunos.

Acredito que preparar a voz para uma audição é mais uma questão de processo, e não de uma solução rápida. De forma lenta, constante e metódica se ganha a corrida. Aprender a cantar é realmente um processo científico que requer disciplina e dedicação. Não basta apenas adicionar água e cantar. Eu acho que os cantores se saem melhor quando assumem o seu estilo e cantam dentro dele. A forma mais comum de os cantores se atrapalharem é pela falta de preparação para as audições. Muitos tentam aprender algo completamente novo para uma audição específica, porque acham que não têm nada adequado em seus livros de audição. Muitas vezes, o nervosismo transparece, e eles esquecem a letra durante a audição porque não ensaiaram tempo o suficiente para decorá-las completamente. Quando consigo fazer cantores desacelerarem, e serem ponderados e metódicos em relação a seus objetivos e como atingi-los, acho que eles têm uma tendência a voltar aos trilhos e uma possibilidade maior de alcançar seus objetivos, que ainda é um algo definido, em grande parte, subjetivamente.

Aplicando o SPARC no conhecimento

Em sua rede de contatos, você deve ter alguém que entende a importância da educação. Não precisa ser um professor, mas deve ser alguém que tenha alguma experiência em planejar tendo como base um catálogo de cursos. Quem será a melhor pessoa para orientá-lo nessa trajetória? Alguém que teve diretamente a mesma experiência? Alguém que está no mesmo ramo de atividade? Talvez essa pessoa não seja especificamente capacitada na área que você está procurando desenvolver, mas possa ajudá-lo a planejar seu caminho.

▶ **Estratégia:** qual é o plano de jogo aqui? Quanto conhecimento você está buscando? Quanto tempo você tem para dedicar a isso? Peça ajuda ao seu amigo SPARC.

▶ **Propósito:** o que você quer alcançar com esse conhecimento maior? Uma nova carreira? Uma experiência de vida mais rica? Cultivar a sua vocação? Mais uma vez, deixe seu amigo SPARC fazer-lhe perguntas difíceis.

▶ **Análise:** qual é o melhor tipo de curso para você? On-line ou presencial? Aulas regulares ou seminários específicos? O que faz mais sentido para você?

▶ **Ensaio:** seu amigo SPARC pode ajudá-lo a decidir o que falar na apresentação inicial com os colegas, quem você é e por que está no curso. O que você dirá? Ele pode ajudá-lo a conceber aquele discurso rápido que você precisa para descrever a si mesmo.

▶ **Compromisso:** uma vez tendo decidido o seu plano, avalie-o regularmente com seu amigo SPARC e deixe que ele fique a par do seu progresso. Esteja aberto ao *feedback* que seu amigo fornece. Se ele achar que você não está suficientemente comprometido, escute-o!

Lembre-se: não fique na defensiva com seu amigo SPARC. Você precisa da honestidade dele. Você precisa que ele esteja bem informado a seu respeito.

Quando identificar o que precisa fazer, entre em ação. Você não pode dizer "Ok, eu quero aprender mais sobre X" e não estipular um prazo. Você precisa criar um cronograma para todos os cursos, uma programação. Se não o fizer, nunca vai acontecer.

Por último, quaisquer que sejam esses objetivos de aprendizado estabelecidos, procure sempre ter metas além deles. Assim como quando você estava na faculdade e as atividades extracurriculares eram importantes para complementar suas aulas, você precisa delas agora também. Talvez seja arte, talvez seja esporte. Seja o que for, você precisa expandir o seu universo para além das habilidades de trabalho. Descubra o que o inspira.

PALAVRAS DE SABEDORIA

Ron Raines

Ator/cantor de teatro musical, ópera, cabaré, música clássica e televisão

CONHEÇA AS SUAS HABILIDADES E CONTINUE A SE APRIMORAR

Eu continuo trabalhando a minha voz e me mantenho disciplinado. Minha voz é minha passagem para o futuro... esteja ele onde estiver. O telefone continua tocando, e sou grato por isso. Os atores precisam se reinventar, mas as pessoas muitas vezes começam a se reinventar antes de já terem se inventado. Cada um de nós tem de começar a partir de onde estamos agora, de quem somos agora e do que somos agora. Temos de encontrar o nosso centro e determinar o que somos como pessoa antes de começar a nos moldar e embelezar.

Inspiração e imaginação

Um dos maiores crimes em sua vida é passar por ela sem inspiração. É muito importante dedicar um tempo em sua agenda para pensamento criativo ou estratégico. Você se recorda de que discutimos no Capítulo 4 sobre pegar os primeiros momentos do dia e deixar a mente vagar e do início deste capítulo, quando sugeri que você soubesse mais a respeito do seu primeiro pensamento a cada dia? Você precisa ter esse tipo de pensamento. Você precisa explorar o seu mundo e devanear. Cultive a sua imaginação de vez em quando, deixando-a fluir. Pela minha experiência, um recurso muito negligenciado no ambiente de trabalho é a imaginação. Além de não ser incentivada, ela é desvalorizada.

Uma amiga me mostrou um e-mail que recebeu da professora de primeira série de sua filha. A professora estava irritada com a criança e escreveu para a mãe algo do tipo "Todos nós gostamos da imaginação de sua filha, mas não quando ela inventa coisas...".

Hein? O que essa professora, essa podadora de mentes de crianças de 6 anos, acha que é a imaginação? Isso é assustador. A imaginação é desvalorizada desde cedo.

Quando treino um orador para um discurso em uma grande conferência, frequentemente fico surpresa com quanto as pessoas estão com medo de brincar, de tornar divertido o método para cativar o público, de mostrar suas peculiaridades. Não importa se são da geração Y ou da geração do *baby boom*, todos têm medo de brincar. No entanto, quando liberam a sua veia criativa é que recebem ovações e notas altas.

Além disso, existem grandes empresas, entre elas o Google, que procuram candidatos a vagas por sua capacidade de imaginar, de ter uma atitude ousada, antes mesmo de olhar em que universidade da Ivy League[21] a pessoa se formou. Uma notícia que li dizia que o Google nem sequer está interessado em seu grau universitário; eles querem saber o que há bem no fundo, no âmago de cada candidato.

Conclusão

Pense na educação como o alimento para o sucesso. Você realmente não pode se virar sem isso. Você precisa ser curioso e aprender diariamente. Quanto mais você souber, mais você crescerá.

---

[21] Grupo das principais universidades privadas do nordeste dos Estados Unidos, incluindo Columbia, Harvard, Yale, entre outras. [N. da T.]

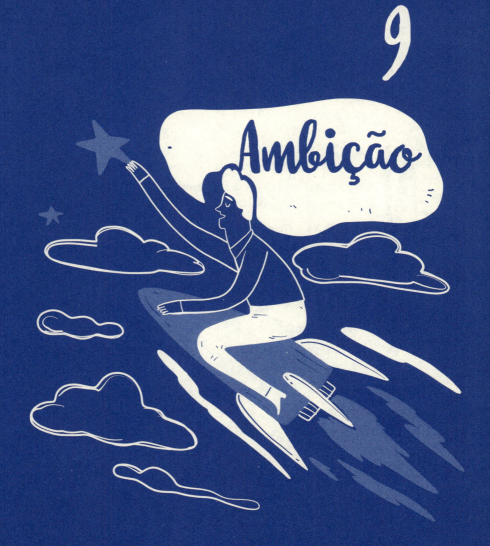

Não importa quanto você seja inteligente, educado e focado e quanto sua estratégia seja bem planejada: sem ambição, você não tem "combustível" para migrar da autossabotagem para a autossatisfação.

A ambição é inerente a todo mundo. Às vezes ela é mais forte em algumas pessoas. Por quê? Será que algumas pessoas são naturalmente mais ambiciosas do que outras? Isso é, em parte, verdade, mas há muito mais do que isso, especialmente quando a autossabotagem se insinua.

Nós sabotamos nossa ambição quando o planejamento que fizemos não produz exatamente os resultados que queríamos. Talvez você tenha assumido o risco em algum lugar no caminho e as coisas não saíram como você esperava. Você se sente desanimado porque queria que as coisas fossem de determinada forma, e não foram, e isso faz você se sentir fracassado. A sensação de fracasso o aleija, ou até o paralisa, e você sente que talvez seja melhor permanecer com o *status quo* do que fazer todo esse esforço novamente para sair daquele ponto e possivelmente fracassar de novo.

Um colega meu, um jornalista brilhante, tem sofrido nos últimos trinta anos por não ter aceitado um emprego que lhe foi oferecido lá atrás. Ele deixou que toda a sua vida fosse envenenada por esse passo em falso. Você não pode deixar que um deslize o defina, não importa quão grande ele pareça. Você tem de seguir em frente.

Talvez você ache que apenas pessoas "de sorte" têm sucesso. É verdade que em cada história de sucesso existe um elemento de sorte, mas eu chamo isso de "sorte estratégica". Trata-se de um instinto de aproveitar o momento e agir. Parece clichê dizer que "você faz a própria sorte", mas é verdade. Fazer a própria sorte é o que faz você avançar. Aproveite o momento. Meu amigo Brad, por exemplo, estava sem dinheiro, mas com muita ambição, e começou um serviço de acompanhante para ajudar a pagar as mensalidades da faculdade de medicina. Um aspecto altamente intrigante nessa história é o seu senso de humor sobre a atividade temporária. Além da lista de clientes, ele tem um botão no site pedindo doações para o seu fundo da faculdade de medicina. E as pessoas, pessoas aleatórias, doam. Isso, sim, é saber pensar fora da caixinha.

Às vezes permitimos que outras pessoas sufoquem a nossa ambição. Talvez você tenha pensado em fazer mais para progredir pessoalmente em sua carreira, mas alguém, ou vários "alguéns", foi excessivamente crítico com você. Ou talvez a complacência deles tenha sido transmitida a você (lembra-se da história de como Jane afetou o progresso de Martha em sua carreira, no início deste livro?).

Mais uma vez, as pessoas bem-sucedidas entendem que haverá solavancos no caminho. Elas sabem que esses solavancos existem como intercorrências não planejadas ou como pessoas tentando sabotar sua jornada. Mas elas sabem que, quando estão em uma estrada para algum lugar, não devem desistir e ir para casa quando erram o caminho; simplesmente refazem o trajeto. Elas sabem que um policial ou um veículo de obras ou um acidente à frente significa que um desvio pode ser necessário. Elas encostam, respiram fundo e olham um mapa (ou recorrem ao *smartphone*).

Seja qual for o caso, se a sua ambição jaz adormecida, você não vai chegar a lugar algum. Você é como um carro sem gasolina. Vamos levá-lo para reabastecer para que você possa reassumir o banco do motorista quando se trata de realizar os seus objetivos.

Matando a ambição

Um curso de capacitação estava sendo oferecido gratuitamente pelo sindicato de minha cliente, e nós pensamos que isso poderia ser uma forma interessante de usar o tempo e os recursos financeiros limitados de Rose, ajudar a despertar algumas ideias sobre seu futuro. Esse foi um passo na direção certa, com certeza.

Exceto que, quando nos reunimos após a aula, ela não parecia animada e pronta para conquistar o mundo. Na verdade, ela parecia confusa e até um pouco acanhada. Ela trouxe o vídeo da aula de capacitação e nós o assistimos juntas. Imediatamente vi que se tratava de um exemplo clássico de alguém tendo a ambição sufocada por outra pessoa.

212 REVER! RENOVAR! REINVENTAR!

O instrutor, um *coach* doando o seu tempo, parecia um mendigo; com barba por fazer, despenteado e com capacidade insuficiente para lidar com o nível dos profissionais da classe. Ao assistir ao vídeo, percebi que ele não deu a Rose sequer um mínimo de *feedback* positivo. Ele foi resoluto em oferecer todos os *feedbacks* negativos que conseguiu reunir com seu método medíocre, mas não ofereceu nada para incutir nela confiança. Ele foi condescendente, arrogante e, como meu amigo da Carolina do Norte gosta de dizer, "tentava fazer a própria bagunça parecer algo maior". Em consequência, conforme admitiu a própria Rose, na metade da aula ela parou de prestar atenção para proteger o pouco de dignidade e de autoestima que lhe restava.

Percebi que havia muito para ser corrigido e expliquei a Rose que, em vez de se fechar, ela precisava jogar fora tudo o que aprendera naquela aula – pois a proposta de ensino daquela aula não tinha nada a ver com ajudar os alunos, e sim com fazer essa pessoa desprezível, o professor, se sentir melhor em relação a si mesmo ao menosprezar os outros. Apostei também que ele provavelmente tentava colocar os alunos para baixo para depois ser contratado por eles e orientá-los um a um. Uma semana depois, Rose me ligou para contar que eu estava certa. O instrutor entrou no Facebook para fazer amizade com os alunos e começou a enviar e-mails oferecendo serviços. Para ele, tratava-se apenas de construir uma base de clientes e, para isso, precisou sufocar a ambição de minha cliente e de tantos outros na classe.

Esse é um exemplo bastante evidente de como alguém pode matar a ambição de outra pessoa. E quanto àqueles momentos em que isso não é assim tão óbvio? E quanto às formas sutis de pessoas que tentam sabotá-lo? Você se lembra de quando discutimos sobre pessoas tóxicas, de como elas tentam fazer o que podem para tirá-lo do rumo?

Toda vez que sentir que seu plano perdeu o rumo, lute contra desistir de tudo. Faça uma "pausa" e analise o que pode ter dado errado. Pergunte a si mesmo: "Sou eu quem realmente está impedindo que isso aconteça ou é outra pessoa?".

Se você recebe uma crítica negativa, seja de seu superior pelo trabalho ou pelo desempenho ou projeto que tenha, isso não significa que você deve jogar a toalha e desistir para sempre do que estiver fazendo. Antes de desistir de sua estratégia, antes de decidir desistir de seu sonho, sente-se com o seu amigo SPARC e analise a situação.

PALAVRAS DE SABEDORIA

Phil Hall

Proeminente coach vocal e professor de voz de teatro musical

É O QUE ESTÁ DENTRO...

Eu facilito objetivos e sonhos. E faço as pessoas quererem dar o seu melhor. Se os alunos são apaixonados por algo, eu tento levá-los a pensar nesse algo de forma empreendedora – pensar no tipo de entretenimento que eles podem apresentar, em que seriam bons, e sobre o que estão apaixonados. Eu incentivo as pessoas a assumir riscos em nome de algo que amam.

Eu acho que é importante que você ouça a própria voz dentro de si. Acredito que a Barbra Streisand é um grande exemplo de alguém que fez isso, e veja aonde ela chegou. Oprah Winfrey é provavelmente o segundo maior exemplo de alguém que fez isso. Ambas sabiam o que deviam fazer e estabeleceram para si a tarefa de fazê-lo. E veja o que elas criaram sozinhas. Eu também respeito a estrela da Broadway Patti LuPone, por se manter fiel à sua visão, e as irmãs profissionais do tênis Venus e Serena Williams, por terem lutado por tudo o que consquistaram. Olhe para o que elas já realizaram em suas jovens vidas.

Obtendo aquele brilho de volta... com SPARC!

O instrutor de Rose precisava extremamente ter o próprio amigo SPARC, alguém que pudesse aconselhá-lo de que uma boa maneira de encontrar novos clientes é não sair e massacrar pessoas para depois salvá-las. Você consegue imaginar um médico adoecendo as pessoas para ter pacientes para tratar? Um bom amigo SPARC o teria incentivado a se dedicar ao curso, tentando fazer o melhor trabalho e da maneira mais positiva possível. Dessa forma ele não teria transformado em cliente cada aluno da classe, mas teria conseguido forjar uma conexão honesta com um punhado de alunos ou apenas um aluno que fosse.

Felizmente, Rose tem um amigo SPARC com quem pôde trocar ideias. Após me ver, ela trabalhou com esse amigo para tentar conseguir colocar sua ambição de volta nos trilhos. Se a sua ambição parece fora de rumo, vá ao seu amigo SPARC. Explique que algo parece errado, que você se sente como se tivesse perdido o caminho e que precisa de ajuda para retomar o rumo.

POR QUE NÃO?

Martin Samual
Ator/cantor/dançarino

Desde que me conheço por gente, sempre quis ser artista. Ainda me lembro de, quando criança, assistir à televisão americana e dizer a mim mesmo que era aquilo que eu queria fazer! Mas como eu iria chegar lá? Nascido e criado em uma família franco-canadense, eu não falava uma palavra de inglês. Parecia impossível aprender um novo idioma, mas, se eu não falasse inglês, não poderia realizar o meu sonho.

Com 20 anos, fiquei sabendo de um teste de elenco para um novo espetáculo de verão em Toronto; eles estavam à procura de cantores e dançarinos e decidi tentar. Eu estava extremamente nervoso não só porque era a minha primeira audição mas também porque teria de cantar uma música em inglês. Escolhi "Something's Coming" de *Amor, sublime amor*, uma canção super-rápida e de letra complexa, que era provavelmente a canção mais difícil que eu poderia ter escolhido, dadas as minhas circunstâncias. Eu não tinha nenhuma experiência.

A parte da dança da audição foi a primeira. Eu não entendia uma palavra do que o coreógrafo dizia, mas aprendi observando e, de algum modo, consegui sobreviver. Em seguida, eles convidaram algumas pessoas do grupo de dançarinos para ficar e cantar, e eu fui um dos escolhidos. Nesse ponto, eu estava ainda mais nervoso, pois teria de me postar na frente do produtor e do diretor de elenco e cantar a música que eu havia aprendido foneticamente. Eu não sabia como me sairia.

Dei tudo de mim para ficar ali e cantar diante de todas aquelas pessoas importantes que iriam decidir o meu futuro, mas consegui, e muito bem, devo acrescentar. Eles ficaram satisfeitos com a minha apresentação e começaram a falar comigo assim que terminei as últimas notas. Eu não estava entendendo o que eles falavam e, então, respirei fundo e disse: "Martin, Montreal, eu não falo inglês!".

Ambos pareciam perplexos e divertidos; então, gentilmente, me chamaram de lado e tentaram explicar que queriam que eu fizesse parte do espetáculo dentro de seis meses. Foi assim que aprendi inglês!

Alguns anos mais tarde, já me sentindo bastante confortável com o inglês, decidi voltar a viver essa experiência. Lá fui eu para a Alemanha e aprendi um espetáculo inteiro foneticamente. Foi muito difícil no início, mas depois comecei a aprender e apreciar o idioma. Depois de passar um ano nesse espetáculo, decidi fazer um teste para um segundo espetáculo, enquanto ainda estava na Alemanha. Foi aí que consegui o meu primeiro grande papel principal em alemão. Você consegue ver um padrão aqui? Alguns anos depois, mudei-me para Miami, onde comecei a aprender espanhol e acabei fazendo algumas novelas espanholas, bem como outras aparições em espanhol.

Para alguém que achava que não conseguiria aprender outros idiomas, eu estou indo muito bem. Eu tinha medo de parecer estúpido ao aprender uma nova língua, além de todo o trabalho que isso daria, mas descobri que com paciência, trabalho árduo e perseverança podemos realizar quase qualquer coisa que quisermos.

Sou agora um cidadão americano e moro na cidade de Nova York, a terra do *show business*, e todos os dias me pergunto: "O que posso aprender agora? Talvez outro idioma...".

Ser um bom amigo SPARC

Para ter bons amigos SPARC, você também precisa ser um deles. Lembre-se: às vezes você vai precisar de seu amigo SPARC, e, às vezes, ele é quem precisará de você. Aqui estão algumas dicas importantes para ser um bom amigo SPARC:

1. **Ouça:** quandó o seu amigo SPARC tem a palavra, é sobre ele, e não sobre você. Não discuta com ele. Escute-o, espere até que ele termine de falar, e então você entra na conversa.

216   REVER! RENOVAR! REINVENTAR!

2. **Tenha ideias:** você sabe que o seu amigo está em busca de conselhos e você o conhece bem o suficiente para saber o momento em que ele poderia fazer uso de alguma orientação. Sugira ideias, mas não seja insistente. Lembre-se: isso não é sobre você; é sobre o seu amigo.

3. **Seja paciente:** deixe o seu amigo desabafar e continue tentado puxar informações dele, mesmo quando parecer que já tenha terminado de falar. Use frases como "Tem mais alguma coisa?" ou "O que mais sobre essa situação específica iria satisfazê-lo?". Não se preocupe, a maioria das pessoas perde o gás em vinte minutos!

Assuma você mesmo

O seu amigo SPARC pode ajudá-lo a encontrar aquela centelha que você precisa para conseguir de volta o seu encanto, mas você também pode ajudar a si mesmo. É tudo uma questão de entrar em contato com a sua voz interior e sentir a sua temperatura emotiva.

Uma ótima maneira para tal é fazer livre associação durante alguns minutos toda manhã antes de pular da cama para começar o dia. Acerte o despertador para dez minutos mais cedo do que o habitual para permitir que você tenha um tempo de reflexão. Tente não se estressar com tudo o que tem para fazer durante o dia. Em vez disso, deixe sua mente vagar e não tente controlar os pensamentos para torná-los mais produtivos. Dar tempo a si mesmo para deixar a mente vagar dessa forma também é produtivo, mas em outro nível; isso o ajuda a enxergar "maior".

Uma pessoa muito sábia me disse uma vez para nunca ficar correndo de tarefa em tarefa sem fazer uma pausa. É exatamente disso que se trata. É uma pausa que fazemos antes que a insanidade da vida nos tome. É um tempo necessário para ficarmos a sós com nossos pensamentos e realmente enxergarmos o panorama completo.

Às vezes evitamos ficar sozinhos com nossos próprios pensamentos e sentimentos porque temos medo. Se nos permitirmos explorar muito profundamente, podemos não gostar do que encontrarmos. Temos de acabar com isso. Conseguir enxergar esse panorama completo para além da rotina diária alimenta a nossa ambição. Se não pudermos enxergá-lo, não conseguiremos alcançá-lo.

Quando dizer "quando"

Outra maneira de sabotar a nossa ambição é ceder e não se manter fiel às nossas convicções. Nós deixamos que a forma como os outros se sentem a respeito de nossas ações nos influencie, e não agimos em conformidade com o nosso melhor interesse.

Alguns anos atrás, um amigo meu, vamos chamá-lo de Jack, estava tentando organizar um evento de caridade para a sua empresa. Era um esforço ambicioso que certamente não apenas impressionaria os seus superiores e lhe granjearia o respeito na empresa – por fazer mais do que o exigido para dar à empresa uma presença mundial – como também alimentaria a sua alma.

Infelizmente, Jack começou a ver que nem todo mundo de sua equipe estava tão comprometido quanto ele. Na verdade, parecia que ninguém mais na empresa estava levando o evento a sério. Muitos membros da equipe não compareciam às reuniões, sentindo como se estivessem "doando" o seu tempo e talento, e parecia que qualquer outro compromisso era mais importante do que aquele evento.

Jack foi ficando frustrado com a situação e se queixou para mim. Ele me pediu como um favor que eu fosse ao seu escritório e falasse com a equipe, para ajudá-lo a transmitir a mensagem de que o evento era importante e que ele precisava do compromisso de todos para ser realizado.

Sendo do mundo empresarial e tendo coordenado milhares de reuniões, passei a atuar no meio corporativo. Dirigi a reunião, seguindo o manual (na verdade, conforme descrito pelo meu livro *Loud & Clear*), pensando estar tratando com uma sala de seres humanos racionais, altamente funcionais e de pensamento linear. O que acabou não sendo o caso.

Além de não estarem levando a situação a sério, perdi o apoio de Jack. Eu estava tentando ajudá-lo a motivar o próprio pessoal, e ele me deixou em uma situação delicada ao não se posicionar contra eles quando discordaram de mim. Jack acabou cancelando o evento, e eu acabei com um amigo a menos.

Quando você sabe que não é a pessoa certa para um projeto, uma empresa ou uma amizade, saia antes que a situação fique fora de controle. Os vencedores nunca desistem – exceto quando faz sentido desistir. Ao perceber que não teria o apoio dos outros membros da equipe, Jack deveria ter tentado substituir o "peso morto", deveria ter cancelado o projeto mais cedo ou mesmo adiá-lo até que conseguisse reunir uma equipe melhor e ter mais tempo para planejá-lo. Isso lhe teria valido mais respeito do que ver um projeto com sua marca ser implodido da forma como ocorreu.

Aqui está outro exemplo. Tenho uma colega, vamos chamá-la de Laura, que dirige uma pequena consultoria. Recentemente, ela assumiu dois projetos para um novo cliente, pois precisava do dinheiro. No entanto, em nenhum dos projetos houve compatibilidade, e ela não conseguiu se conectar com o cliente. Na verdade, era impossível trabalhar com esse cliente, e ela sentiu isso de imediato. Ela acabou trabalhando mais do que o combinado por algo que começava a dar sinais de que daria cada vez menos dinheiro, e assim o ressentimento cresceu e se inflamou. Depois de uma reunião especialmente difícil, ela explodiu diante do cliente, e os dois projetos foram cancelados. O trabalho perdido foi um problema, mas o pior é que a situação comprometeu sua reputação. Na primeira indicação de problemas ela deveria ter caído fora ou ter se reunido para administrar as expectativas, mas não foi o que ela fez. Ela se retirou para o canto com o rabo entre as pernas e deixou que a situação se complicasse.

POR QUE NÃO?

Riley Nelson

Estudante/investidor

Você pode assegurar o seu futuro em uma economia incerta. Você nunca é jovem demais para começar. As únicas pessoas que ficam ricas em uma corrida do ouro são aquelas que chegaram lá antes que aquilo se transformasse em uma corrida do ouro. Eu tive essa sorte minha vida por ser curioso e, como resultado, ganhei milhares de dólares com o *bitcoin*, que comprei quando valia apenas oito dólares. No momento em que escrevo, 1 BTC (*bitcoin*) vale 635 dólares, e consegui ganhar ainda mais por meio de investimentos nessa tecnologia. Estou agora buscando outro investimento dentro desse nicho. É disto que se trata todo o meu sucesso: correr para encontrar outro nicho que não tenha sido descoberto, ou pelo menos um que não tenha sido ainda completamente explorado.

Existem possíveis "minas de ouro" por aí, para qualquer pessoa encontrar, desde que mantenha a curiosidade. Isso não quer dizer que não tive alguns fracassos. Fiz alguns investimentos ruins. Mas o capital de investimento pessoal não deve ser aplicado apenas para ser bem-sucedido; existem muitos outros caminhos.

Eu gosto de investir. Não há necessidade de temer o fracasso, pois realmente gosto do processo de investir. A coisa mais importante, eu acho, é que precisamos nos lembrar por que fazemos as coisas que fazemos e, principalmente, nos concentrarmos no prazer que obtemos pelas coisas, ainda que nem sempre terminem em "sucesso". Se o seu objetivo é ganhar dinheiro, ou apenas "ter sucesso", sem saber exatamente em que você quer ter esse sucesso, e tendo como motivo apenas "querer ser feliz", você nunca será feliz. Sem paixão e prazer, nada faz sentido.

Mantendo a coragem e o orgulho

Quantas vezes não vamos atrás do que queremos ou sentimos que merecemos por medo de perder um emprego ou um cliente – ou um amor? Não podemos mais agir assim. Precisamos nos erguer e aprender como transmitir nossas reivindicações de forma a não sermos repelidos; de forma a fazer os outros nos levarem em consideração.

Veja o seu emprego, por exemplo. Seus chefes esperam que você cumpra os prazos. Não é problema do seu chefe que a sua babá não veio, que o seu carro quebrou ou que os seus sogros estão na cidade para ficar em sua casa por um mês. Não se trata de suas necessidades; trata-se de seu valor. Você precisa de uma equipe a postos para sua vida pessoal; uma rede de contatos para pedir ajuda. E você precisa cultivar uma comunicação saudável com seu chefe e seu gerente de RH.

Dê uma chance para a "sorte"

Você acredita que apenas as pessoas de "sorte" têm sucesso? Sorte não é uma questão de ser abençoado pelos deuses. Trata-se de enxergar uma oportunidade, que pode ser para todos, e pular sobre ela se fizer sentido para você. Você precisa saltar sobre a oportunidade quando ela está lá. Você pode ter de fabricar energia para aproveitá-la. Você precisa correr riscos.

Digamos, por exemplo, que você esteja diante de um prazo. Algumas pessoas podem olhar para o prazo e decidir que é impossível cumpri-lo e então desistem da oportunidade. Eu não sou assim. Quando estou diante do que parece ser uma situação impossível, eu digo "Sim" e depois penso como vou realizar o que quero.

Pergunte a si mesmo:

- ▶ O que precisa ser feito?
- ▶ Que tipo de treinamento é necessário, ou não, para realizar o trabalho?
- ▶ Quais recursos são necessários?
- ▶ Quais são as partes que compõem essa tarefa e quais os menores prazos que podem ser estabelecidos para elas?

É importante se esforçar para além da meta. Não assuma apenas os projetos que você sabe que serão fáceis por se sentir confortável em fazê-lo.

Saiba que, ao forçar além do que acha que é capaz, há a possibilidade de que venha a não conseguir. Tudo bem. Já falei sobre como me sinto a respeito do fracasso. Não deixe que uma decepção o derrube. Você tem de superar as decepções. Toda pessoa de sucesso que conheço pegou a sorte pelo pescoço, aproveitou toda e qualquer sorte que lhe era oferecida e assumiu riscos. Se você nunca correr riscos, nunca chegará a lugar algum.

POR QUE NÃO?

Bud Martin
Diretor executivo da Delaware Theatre Company

Toda a minha vida, tudo o que sempre quis fazer foi ser diretor de teatro. Não havia um caminho direto para isso.

Comecei dando aulas de inglês e de teatro no ensino médio, enquanto fazia pós-graduação. Após terminar o mestrado em teatro, fui para uma escola diferente, onde apenas lecionava e dirigia um programa de teatro. O que eu queria, na verdade, era dirigir profissionalmente, e não poderia conciliar a direção com o cronograma das aulas; então, parei de lecionar para poder dirigir. Eu trabalhava em tempo integral e recebia cerca de metade do dinheiro que ganhava como professor. Meus filhos estavam emagrecendo; percebi que, para fazer os espetáculos que realmente pretendia, eu precisaria financiá-los.

Um sujeito que dirigia uma pequena empresa de consultoria em finanças corporativas me deu um projeto com o qual eles não estavam tendo muito sucesso, o de capitalizar a franquia Philadelphia USFL de futebol americano. Ele disse que, se eu conseguisse fazer isso, seria contratado; então comecei a tentar descobrir como.

No início da década de 1980, a Filadélfia era um berço para empresas de alta tecnologia cujas ações haviam acabado de ser lançadas na bolsa. Então pesquisei em todas as ofertas públicas iniciais, procurando pessoas que ficaram milionárias da noite para o dia, e tentei convencê-las a fazer parte de um "clube masculino bastante caro". Montei uma ótima lista de pessoas ricas que gostavam de ir a jogos de futebol americano e tentei convencê-las. "Essa é a sua chance de satisfazer a sua fantasia e ser dono de um time de futebol americano."

Arrecadei tanto dinheiro que a empresa acabou criando um pequeno departamento de corretagem para eu administrar. Levantei dinheiro para um monte de empresas em fase inicial e, então, decidimos deixar a empresa e começar nosso próprio negócio.

Acabei formando minha própria corretora de investimento em 1984, que dirigi com meus dois sócios durante cerca de cinco anos. Fundei a primeira empresa com fins lucrativos que desenvolveu planos de aposentadoria e lançou ações em bolsa. Ela apareceu na lista das empresas de crescimento mais rápido da revista *Inc.* por dois anos consecutivos.

Depois disso, fundei outras três empresas de capital aberto, que tiveram bastante sucesso. Mas meu sonho com o teatro permanecia vivo. Quando minha última empresa foi adquirida, em 2008, assumi como diretor artístico da Act II Play House. O teatro estava lutando para sobreviver, o diretor estava deixando o cargo e eu pensei: "Bem, o momento pode agora". Isso significou cortar custos e demitir pessoal, e fazer muitas reprogramações das temporadas para deixar as peças mais atraentes. Durante esse período, também produzi cinco espetáculos na Broadway e três em Londres.

Reformulei o Act II e depois de alguns anos decidi ser *freelance* e produzir mais em Nova York. Em seguida, recebi uma ligação da Delaware Theatre Company. Eles estavam prestes a fechar as portas e perguntaram se eu pensaria na possibilidade de tentar salvar o teatro.

Em meu primeiro ano, dobramos a venda de ingressos. Neste ano, meu segundo como diretor executivo, nós duplicamos as contribuições. A Delaware Theatre Company é uma grande plataforma para mim, pois era um teatro muito maior, com um orçamento e um mercado maior do que o Act II Play House. Eu realmente podia financiar o que queria, com a esperança de permanecer em cena por um tempo bem mais longo.

Sinto que a minha experiência foi única, e sou solicitado a me envolver em muitos espetáculos da Broadway, pois não sou apenas alguém que pode levantar dinheiro ou investir. Eu realmente sei o que estou fazendo. Muitos produtores, que realmente são bons produtores, são fortes em uma área; ou são fortes no desenvolvimento da peça, enquanto confiam em outras pessoas para levantar dinheiro, ou são bons em levantar dinheiro e contratam uma equipe realmente boa para elaborar o espetáculo. Eu sinto que minhas experiências me permitem ter os pés em ambas as áreas. Acho que sou uma pessoa de muita sorte por ter passado por todas essas experiências.

Para que a arte continue acontecendo, precisamos tratá-la mais como um negócio empresarial. Isso pode parecer horrível para certas pessoas, mas você está assistindo a mais organizações de arte encerrando atividades porque não sabem como administrar o seu negócio. Tenho sorte de conseguir fazer as duas coisas.

Conclusão

A ambição é algo que você precisa alimentar para se manter relevante e no caminho certo. Embora possa ser sufocada em nós por pessoas negativas e por aqueles que não querem que vençamos, precisamos trabalhar para mantê-la nutrida se quisermos alcançar o sucesso.

10
Fé

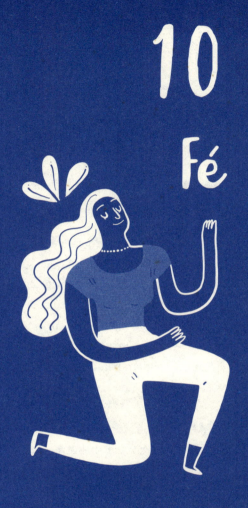

Fé é dar o primeiro passo,
mesmo quando você não vê toda a escada.

Martin Luther King Jr.

Muitas pessoas não entendem muito bem o que é a fé e quão grande ela é. Muitos acham que fé tem a ver com religião e que, se você tem fé no plano de sua vida, significa que você vai à igreja, à missa, ao templo ou a outro lugar regularmente e que você reza a Deus ou Jesus ou Alá.

Mas a fé é muito maior do que isso. Fé é crença. A fé é o que faz você saber que, mesmo sem prova imediata, as escolhas que você fez e o rumo que está seguindo são os corretos. E isso é maior do que qualquer coisa que venha a acontecer em qualquer igreja.

Qual é a importância da fé em um livro sobre a luta contra a autossabotagem? A fé representa aquilo que une todos os seus esforços. Ela é a cola para todas aquelas peças que podem parecer desconectadas e que devem ser unidas para fazer de você um ser melhor. Ela é o que faz você saber que, mesmo ao assumir o risco de mudar de emprego ou de carreira, tudo vai dar certo.

A fé, porém, é mais do que isso. Em um mundo que parece destinado a prejudicá-lo, em que tantas coisas trabalham contra você, a fé é também dedicar tempo para alimentar a alma. Você precisa de um tempo para si mesmo, para se revigorar e revitalizar.

PALAVRAS DE SABEDORIA

Ron Raines

Ator/cantor de teatro musical, ópera, cabaré, música clássica e televisão

PRIMEIRO A PAIXÃO

A arte alimenta a minha alma e a alma de todos os artistas que sobreviveram dentro do elemento humano desse conceito. Infelizmente, a arte não tem nada a ver com a sobrevivência do negócio.

O negócio da arte é uma coisa totalmente diferente. A arte é a beleza e a alma que o toca. Sobreviver no negócio da arte e ganhar a vida com isso é a coisa mais difícil do mundo. Recentemente, eu estava contando a uma jovem cantora que minha esposa e eu ganhamos a vida fazendo o que amamos. Não somos superestrelas e não é isso que queríamos ser. Fazemos o que fazemos porque somos apaixonados por fazê-lo. Nossa paixão sempre foi a música, cantar, atuar e, para a minha esposa, Dona, também dirigir. É isso aí. Eu desafio Dona, e Dona me desafia. Um não deixa que o outro escape pela porta dos fundos. Nós incentivamos um ao outro o tempo todo. Ela é minha camarada. Somos muito gratos por ganhar a vida por nossa conta e, ainda assim, tivemos de suar a camisa! Agora continuamos nosso caminho ensinando às pessoas aquilo que passamos a vida inteira aprendendo.

Anton à deriva

Espanto-me sempre quando me deparo com clientes que, no papel, deveriam ser superestrelas. Eles têm toda a formação e treinamento corretos, mas o histórico de carreira não reflete isso.

Vejamos Anton, por exemplo, um cliente que recentemente orientei. Um advogado com boa aparência, à primeira vista bem preparado, que tinha dois diplomas de faculdades da Ivy League. Aos 45 anos, porém, ainda era um associado de um escritório de advocacia, quando, àquele de sua carreira, com sua formação e anos de serviço, já deveriam tê-lo tornado sócio, sócio-associado ou, pelo menos, um associado sênior. Pessoas que haviam entrado na empresa depois dele já estavam abrindo caminho para a sociedade, enquanto Anton estava estagnado. Ele queria progredir. Tentou se vestir bem, tentou fazer coisas diferentes para ser notado, como fazer apresentações aos sócios, mas nada funcionava para ele.

Os supervisores indicavam nas avaliações que o seu trabalho era bom, que ele era um bom sujeito, que se dava bem com os outros e que não buscava controvérsias ou causava conflitos. Na verdade, não foi Anton que procurou a mim, e sim a sócia administrativa Isabella. Ela o estava apoiando e achava que um pouco de treinamento poderia fazer dele um apresentador melhor e, assim, ajudá-lo a impressionar os chefões que assinavam as promoções.

Vamos recapitular. Anton tinha:

- ▶ **Atitude** – ele trabalhava em equipe e não era venenoso ou tóxico com as pessoas ao seu redor.
- ▶ **Aptidão** – ele tinha toda a formação necessária, além de cursos extras.
- ▶ **Aparência** – ele era uma pessoa bem-arrumada e bem-vestida.
- ▶ **Foco** – ele fazia o trabalho e não descumpria prazos.
- ▶ **Ambição** – ele realmente queria ter sucesso.
- ▶ **Imagem** – não havia "alertas vermelhos" em sua mídia social; ele utilizava todas as plataformas corretamente e de forma profissional.

Fiquei sabendo de tudo isso por conversas com Isabella, olhando no arquivo e pesquisando no Google. Era um mistério para mim o porquê de ele não progredir. Então conheci Anton pessoalmente e passei meia hora conversando com ele. Foi quando percebi o que estava errado.

Anton não tinha *fé* em sua capacidade, não tinha paixão. Ele queria progredir, é claro, mas quando lhe perguntei como as coisas iriam mudar para ele, como seu papel na empresa seria diferente, como sua nova posição afetaria a sua vida pessoal e de sua família, ele não tinha nada a dizer. Era como se progredir fosse um programa instalado em seu "banco de dados"; ele não tinha conexão emocional com a perspectiva de atingir o seu objetivo.

Comecei a perceber que isso significava que ele realmente não acreditava que poderia chegar a esse objetivo; ele só realizava as tarefas que estavam enraizadas nele e aquilo que se esperava dele. Por isso Anton não estava conseguindo progredir.

Se você não acredita com toda a sua alma e coração que vai conseguir algo, então não conseguirá. Você precisa dessa fé, dessa crença, ou estará perdendo o seu tempo.

Aqui está o nó da questão. O problema é que estamos tão consumidos pela mecânica de chegar "lá" que não separamos um tempo para pensar ou, mais precisamente, para sentir de verdade. Passamos todo o nosso tempo procurando cumprir as tarefas do dia a dia e não dedicamos tempo suficiente para alimentar nossa alma. Ter uma alma alimentada e fortalecida ajuda a ter fé.

PALAVRAS DE SABEDORIA

Jeff Winton
Vice-presidente sênior/diretor de comunicação da Astellas Pharma

ALIMENTANDO A ALMA

Fui abençoado com uma vida plena e robusta. Grande parte da minha vida pessoal há 26 anos gira em torno de meu parceiro, de minha família e de meus cães, gado e cavalos. Meu parceiro, Jim, e eu participamos de competições com nossos *whippets* e *greyhounds* há mais de vinte anos. Possuímos uma fazenda comercial de gado leiteiro em Nova York, onde temos mais de duzentas cabeças de gado leiteiro registradas, que têm uma vida melhor do que a de muitas pessoas. Alguns anos atrás, gastamos mais de 50 mil dólares e compramos novos colchões para elas. As pessoas que acham que a agricultura animal é desumana não conheceram nossas "meninas".

Uma das recompensas desta vida plena é que frequentamos muitos círculos diferentes e temos o grupo de amigos mais diversificado que você poderia imaginar, desde CEOs de grandes corporações até trabalhadores rurais que ordenham as vacas para nós. Quando damos uma festa, você ficaria realmente surpreso com a variedade de pessoas que reunimos. Aprendi desde cedo a tratar todo mundo igual. Meu pai era agricultor e motorista de ônibus escolar e, portanto, quando menino, entendi que um motorista de ônibus era tão importante (ou mais) quanto o diretor da escola. Consequentemente, até hoje, falo com nossos funcionários do refeitório e com o pessoal da limpeza em nossa empresa do mesmo modo como faço com a gerência sênior.

Meus animais certamente alimentam a minha alma, assim como correr e me exercitar. Sou provavelmente uma das poucas pessoas que realmente prefere correr sozinho, e não com outras pessoas, pois é um tempo que tenho para pensar e espairecer a mente sem precisar falar com outros. A religião e a espiritualidade também são muito importantes para mim e certamente alimentam minha alma. Eu raramente assisto à televisão; quando tenho tempo ocioso em casa, gosto de ficar sentado em silêncio, de pensar e de refletir. A contemplação silenciosa é definitivamente subestimada.

Como você alimenta a sua alma?

De que a sua alma precisa para sobreviver? Todo mundo é diferente. Talvez você precise de uma hora de tranquilidade para si mesmo durante o dia, um espaço em que possa espairecer a mente, meditar e se concentrar. Talvez você precise fazer algo mais ativo algumas vezes por semana, algo bom para o seu corpo, que faça você se sentir vivo e completo.

Talvez você precise de mais tempo com a família. Em um artigo do *Huffington Post*, de 14 de abril de 2014, a artista Melissa Errico declarou: "Além de ter uma obrigação comigo mesma de me reagrupar, tenho obrigação com [minha família]. É realmente importante ter um ritmo diferente dos altos e baixos da profissão. No meu caso é uma tribo familiar. Nós somos uma tribo de alma e temos muito carinho e paixão".

Conversamos anteriormente sobre dar um tempo a si mesmo para respirar, meditar e realmente pensar sobre o que você quer da vida, em vez de apenas ficar obcecado com o que está acontecendo nela. Nós falamos sobre reciclar o seu cérebro na forma como você pensa as coisas.

Diz Jeff Winton: "Viajo muito no meu trabalho, pois nosso escritório central está sediado em Tóquio. Mas eu adoro voos longos, pois é a única oportunidade que tenho em minha vida atribulada de desconectar do mundo exterior enquanto tomo uma ou duas taças de vinho e assisto a vários filmes. Sempre fico triste quando um voo longo acaba e sou obrigado a voltar para o mundo caótico!".

O que o motiva? O que o fundamenta? O que lhe dá suporte? Como você alimenta a sua alma?

É hora de pegar aquele diário de novo. Eu quero que você pegue duas páginas novas. No topo da página esquerda, escreva: "Dez coisas que eu gostaria de ter mais tempo para fazer diariamente". No topo da página oposta, escreva: "Dez coisas que eu tenho de fazer diariamente e não quero fazer".

Use o tempo que precisar para completar as duas colunas, a do "quero" e a do "não quero". É fácil preencher a coluna "quero" com coisas como "fazer exercícios", "comer melhor" ou "ir à manicure", mas a ideia é que você aprofunde mais. Por que você quer tempo para se exercitar diariamente? Como uma manicure satisfaria você?

Faça o mesmo com a outra página. É muito fácil preencher a coluna de coisas que você não quer fazer com "lavar a roupa", "dirigir para o trabalho" e "fazer compras no supermercado", mas eu quero que você tente aprofundar mais – em ambas as colunas. Não escreva apenas a primeira coisa que vem à mente sobre aquilo que você não quer fazer.

Pense sobre isso. Descubra por que você não quer fazer essa coisa específica. Ao chegar ao âmago do porquê você quer e não quer fazer as coisas, você terá uma ideia melhor sobre o que quer da vida e por quê.

Encontrando o seu âmago

Embora seja fácil acreditar que outras pessoas vão ajudá-lo, você não pode contar com isso. Você não pode confiar que outras pessoas farão você se sentir excepcional, atirando-lhe elogios e oportunidades. Você tem de ter essa confiança em si mesmo, em seu âmago. Você não pode depender que outros lhe deem confiança; você nunca chegará a lugar algum desse jeito.

Para ficar mais confiante, você terá de puxar sua confiança de algum outro lugar. Onde foram os seus momentos felizes? Como você tem brilhado? Mesmo que você não esteja brilhando em seu trabalho agora, você pode de algum modo recordar esses momentos e extrair algo deles? Lembre-se: não há nenhum negócio como *o show business*, e todo negócio é um show. Essa é a forma como os atores se envolvem com seus papéis. Eles extraem de suas experiências para conseguir mostrar tristeza profunda e sofrimento e, também, grande alegria. O que você pode extrair da própria experiência que possa ajudá-lo a "interpretar o papel" e conseguir o que você quer?

PALAVRAS DE SABEDORIA

Phil Hall

Proeminente coach *vocal e professor de voz de teatro musical*

O QUE ESTÁ EM SEU ÂMAGO

Tenho uma sorte incrível por poder ganhar a vida com música. Quando criança, eu era muito tímido e minhas mãos tremiam (eu acho que era apreensão pelo fato de ser gay) e meus pais leram um artigo que dizia que tocar piano era uma boa terapia para crianças tensas. Isso levou meu pai a encontrar uma professora de piano deliciosamente excêntrica e extraordinariamente talentosa chamada Alice Camden Hundley, em Durham, na Carolina do Norte. Ela foi a melhor coisa que poderia ter acontecido naquele momento de minha vida. Ela me ensinou teoria da música, escrita musical, colocação de voz e lições de piano por anos. Quando queria que eu tocasse algo de determinada forma, ela tocava a música com os dedos na parte interna do meu braço, para que eu pudesse sentir como ela queria que as notas soassem quando tocadas. Ela foi um presente dos céus em todos os aspectos imagináveis. Por causa dela, aprendi a tocar de ouvido e tive um bom desempenho em teoria na escola de graduação. Dei aulas de treinamento de ouvido, solfejo e teoria para calouros para pagar meus estudos de pós-graduação e fui até procurado durante os testes de admissão para o curso de doutorado na Juilliard para fazer especialização em teoria.

Nunca houve um único momento em que a música me deixasse na mão ou que me decepcionasse. Nunca houve uma única vez em que eu não tivesse saído enriquecido com o tempo dedicado à música, por mais curto que fosse esse tempo, estivesse eu sozinho, em grupo ou com meus alunos. A música tem sido minha amante, meu amor, e sempre deu, deu, deu, sem exigir nada em troca. Tão rica é a recompensa que recebo por fazer jus à música, pois simplesmente não consigo fazê-lo de outra forma. É um dilema que sou grato por possuir.

Dê-se um tempo

Dê um tempo não como punição, mas como um presente para si mesmo. Caso tenha perdido o emprego, por exemplo, você pode achar que, se não estiver aplicando cada minuto de sua vida na busca de um novo trabalho, estará desperdiçando o seu tempo. Isso simplesmente não é verdade. Você precisa ter um tempo para si mesmo para saborear as pequenas coisas. Saia do caos e...

- ▶ Tire uma soneca;
- ▶ Baixe alguns episódios de um programa que queria assistir;
- ▶ Dê um passeio;

- Dê uma boa gargalhada; são férias em miniatura para você e para todos ao seu redor;
- Faça sexo.

Preste especial atenção a esse último item. Ao se sentir encalhado, o seu desejo sexual parece ficar em algum lugar distante, mas você tem de se esforçar para trazê-lo de volta. Você se lembra de quando falamos anteriormente sobre sorrir, que ao se obrigar a sorrir o suficiente, você simplesmente começa a sorrir naturalmente? O mesmo vale para o sexo. Às vezes, só por se permitir, você pode querer fazer sexo.

Pois aqui é que está o problema: a autossabotagem é uma coisa terrível para você e para o seu parceiro. Enquanto estiver trabalhando esse aspecto de você, lembre-se de que não se trata apenas de *você*; caso tenha um parceiro, trata-se de ambos.

Se alguma vez houve um momento em nossa história em que precisávamos de uma "noite para namorar", o momento é agora. Pela minha experiência, a semente da autossabotagem pode começar a germinar quando nos fechamos e sentimos que não há espaço para sair à noite ou à tarde, ou tomar um café da manhã tranquilo com nosso parceiro ou nosso melhor amigo. Essa liberdade um dia por semana, por duas horas, é extremamente restauradora e protege relações de amizade e amor.

Você precisa enxergar o panorama de forma mais ampla, especialmente se tiver crianças pequenas. Peça a seu amigo SPARC que o ajude com seus filhos para que você possa ter algumas horas de aventura com seu cônjuge. Caso contrário, a sua conversa de travesseiro acabará sendo sobre quem vai levar a bebê Alice ao berçário no dia seguinte, e vem de uma conexão como seres humanos apaixonados. Arranje tempo para se reconectar com seu companheiro pelo menos uma vez por mês. Não falem sobre dificuldades com dinheiro ou problemas envolvendo os filhos. Lembrem-se do que conversaram quando ficaram juntos pela primeira vez.

Comece fazendo isso uma vez por mês e aumente para uma vez por semana – no mínimo. O seu relacionamento e a sua resiliência vão melhorar.

PALAVRAS DE SABEDORIA

Merri Sugarman

Diretora de elenco do Tara Rubin Casting em Nova York

DOAR-SE

Não muito tempo depois de me mudar para Los Angeles e começar minha carreira em seleção de elenco, ainda me sentindo um pouco perdida e deslocada, e tentando desesperadamente alimentar minha alma, tive uma conversa muito franca com uma amiga. Era uma espécie de período emocionalmente perturbado para mim e nada me ajudava a sair dessa situação, como terapia, ginástica, socializar ou viajar – coisas que se mostraram úteis no passado.

Mas isso mudou depois que minha amiga sugeriu que eu tentasse fazer trabalho voluntário. Ela disse amorosamente: "Eu sei que pode soar um tanto duro, mas pode ser uma boa ideia simplesmente esquecer um pouco seus problemas, tirar o foco de si mesma e fazer algo exclusivamente voltado para outra pessoa". Ela sugeriu o Big Sisters[22].

Assim, embarquei em uma viagem que fez mais do que apenas esquecer os meus problemas. Após uma orientação e um processo de admissão extremamente invasivo, que levou mais de seis meses (e que me deu bastante tempo para desistir do que eu vinha repetidamente falando que seria um compromisso de verdade, de longo prazo – não o meu forte –, e que realmente me forçou a olhar para alguns fatos pessoais difíceis), conheci Jenny. Ela tinha 7 anos na época. Foi amor à primeira vista. Agora Jenny tem quase 22 – já passamos por muita coisa. Jenny provavelmente me ensinou mais do que eu a ela, mas nunca lhe disse isso! Ela me lembra a cada dia de que, quando as coisas estão feias, se ficarmos abertos ao que é novo – e que talvez nos tire de nossa zona de conforto – o universo *irá* prover.

---

[22] Organização sem fins lucrativos com foco em programas de orientação para jovens. Adultos voluntários são colocados em contato com crianças pequenas para inspirá-las a alcançar seu potencial.

Saia de si mesmo

Quando estamos presos, é fácil nos concentrarmos em nossa miséria. Como vimos anteriormente, nós somos humanos. Tudo bem se sentir mal consigo mesmo. O que não é legal é deixar essa tristeza, desespero ou frustração engolir você. Você tem de sair de si mesmo.

Merri Sugarman encontrou uma ótima maneira de sair do momento ruim de sua vida. Ela não só conseguiu ajudar a si mesma a se recuperar como também se tornou mentora de uma menina que poderia não ter tido bons modelos na juventude. Merri melhorou porque teve de ficar de seus problemas – não apenas por si mesma, mas pela menina que contava com ela.

É maravilhoso que as pessoas estejam retribuindo para a comunidade, especialmente com o aumento de pessoas subempregadas ou desempregadas gravitando em torno do voluntariado para manter-se conectadas, alimentar a alma e usar o tempo de forma eficiente.

POR QUE NÃO? Sargento Tom Blakey

Voluntário do National WWII Museum em Nova Orleans

Sempre quis ser o melhor. Por isso me tornei paraquedista do Exército.

Quando criança, nós éramos muito pobres. Minha mãe criava os dois filhos sozinha. Eu sempre tive o desejo de ter o meu próprio negócio, e por isso era muito motivado. Após o Exército, fui trabalhar na área de petróleo e acabei fundando meu negócio. Nós tínhamos três sedes – em Nova Orleans e Lafayette, na Louisiana, e em Houston. Eu vendi a empresa em 1975 e me aposentei.

Agora sou voluntário no National WWII Museum, que conta as histórias da experiência estadunidense na guerra que mudou o mundo, para que todas as gerações entendam o preço da paz e se inspirem com o que aprenderem.

Ao contar aos jovens dos Estados Unidos sobre a minha história na Segunda Guerra Mundial, espero ajudá-los a compreender mais sobre o país em que nasceram e como essa história afetou e afetará o futuro deles. Na maior parte das vezes, eles demonstram interesse, curiosidade e gratidão. É realmente gratificante para mim. Eu adoro mostrar para um grupo de jovens os "grilos"[23], que eles conhecem apenas como brinquedos, e contar-lhes como esses objetos foram ferramentas essenciais de comunicação no Dia D, quando paraquedistas caíram atrás das linhas inimigas horas antes do amanhecer da invasão da Normandia. É emocionante ver os olhos deles se arregalarem de espanto com a história desse drama da vida real.

Eu acordo todos os dias animado para ir ao museu. Isso me inspira – me faz seguir adiante. Quando me tornei voluntário, comecei como guia das galerias de exposição da Normandia, porque foi onde atuei durante a guerra. Mas fui me impressionando cada vez mais com o museu ao longo dos anos, enquanto ele crescia e se expandia, e fui ficando cada vez mais dedicado a ele. O que o museu faz e ensina é muito importante. Alguém disse que sou como uma "declaração de missão ambulante" do museu! Isso é uma das melhores coisas que eu poderia ser!

Declaração de missão: *o National WWII Museum conta as histórias da experiência estadunidense na guerra que mudou o mundo – por que ela foi travada, como foi vencida e qual o seu significado hoje – de modo que todas as gerações entendam o preço da paz e se inspirem com o que aprenderem.*

Conecte-se com o sucesso

Para alcançar o sucesso você precisa estabelecer uma "ponte" com ele, e uma das pontes mais importantes que você precisa construir é sua paixão por ter sucesso. Se você não se sente apaixonado pelo resultado final do jogo, como pode honestamente esperar ser capaz de permanecer nele e fazer tudo o que for necessário para vencer? A paixão é o combustível para chegar ao sucesso, e a paixão vem diretamente da alma.

---

[23] Os soldados paraquedistas dos Estados Unidos utilizaram o "grilo" de latão – um brinquedo que emite um estalo quando pressionado – para se comunicarem e conseguirem se reagrupar de forma rápida durante a Operação Overlord, na qual saltariam sobre o terreno inimigo. [N. do E.]

A fé também entra significativamente em jogo aqui. Pense no que é a paixão: um desejo incontrolável, às vezes irracional, de fazer alguma coisa, algo que serve de combustível para você. Nada faz você "pensar" que deve fazer algo pelo qual se sente apaixonado. Quando a paixão está lá, que escolha você tem? Você faz, acreditando que não há outra opção.

A paixão é ação impregnada com crença. A crença é a raiz da fé. A fé é essencial para o sucesso. Você está vendo agora como tudo está amarrado? Ótimo!

POR QUE NÃO? Richard Berg

Designer *de jogos de tabuleiro*

Sempre quis ser do teatro. Eu gostava de entreter as pessoas, mas meus pais disseram "faculdade de direito", e, em vez de artista, passei três anos "estudando" a lei. Em meu último ano produzi um monumental "Law Review Show" junto com um bom amigo que saiu para fazer carreira cinematográfica em Hollywood. Já eu, eu me tornei advogado.

Comecei na antiga Divisão de Imposto Imobiliário da Receita Federal. "Você bate a bota, a gente bisbilhota", foi como atendi ao telefone uma vez, e rapidamente aprendi que a Receita tinha pouco senso de humor. Saí da Receita Federal e fui me tornar advogado de defesa em julgamentos criminais, uma função que não conseguia entender bem até descobrir que era simplesmente teatro com um público cativo de doze pessoas. A lei de verdade tinha pouco a ver com o que eu fazia; era praticamente manter o júri entretido para que aceitasse os meus argumentos.

Nesse meio-tempo, fui me envolvendo com outra paixão: jogos de tabuleiro, algo que me fascinava desde praticamente os 10 anos. Eu ficava pensando sobre quando realmente poderia desenhar o meu próprio jogo, sem ter a menor ideia de como fazer isso. Uma das vantagens de ser um advogado de defesa criminal é que você passa muito tempo sentado em uma sala de tribunal à espera, sem nada para fazer – e com muito tempo de sobra. Então comecei a desenhar jogos – de forma bem esquemática – enquanto esperava.

Comecei a desenhar alguns jogos de tabuleiro de simulação histórica, e achava muito agradável, introspectivo, pessoal e desprovido do peso enorme que um advogado de defesa carregava.

Logo eu estava fazendo mais jogos de tabuleiro do que exercendo a advocacia. Em vez de trabalhar com horário fixo, cinco dias por semana, ir de carro para o trabalho pegando o trânsito horrível da cidade de Nova York e realizar a tarefa hercúlea diária de encontrar uma vaga para estacionar, atuando como *designer* de jogos de tabuleiro eu era apenas responsável por mim mesmo, por como fazer o que fazia e por quão a sério eu levaria a minha nova profissão. Faço isso há vinte anos e ainda acordo todos os dias ansioso por fazer mais.

Paixão versus profissão

Então, ao reavaliar a sua vida, você descobriu afinal que não está apaixonado por *design* gráfico, e que a atividade que realmente o motiva é decoração de bolo. No entanto, você gastou 65 mil dólares para obter um diploma em *design* gráfico para então começar a ganhar dinheiro e não sabe como encontrar um jeito imediato de pagar a hipoteca com a decoração de bolo.

Certamente, nem sempre é uma opção simplesmente pular do barco e mudar de carreira. É possível que tudo o que você precise em sua vida seja o incentivo da paixão, uma forma de dar mais cor à sua vida.

POR QUE NÃO?

Linda Moshier
Cantora, jardineira, esposa

Em abril de 2011 dei uma parada em minha vida por seis semanas. Tranquei meu apartamento em Nova York, coloquei as malas no furgão e saí dirigindo com meu marido e dois cães por todo o país até Flathead Lake, em Montana, para estudar permacultura. Ao final de seis semanas intensas, reveladoras e de muito contato com a natureza, meu marido e eu elaboramos um projeto para a nossa propriedade. Trabalhamos como uma equipe, trazendo ideias e elementos de *design* que achávamos importantes para o projeto. O que havia sido nosso gigantesco gramado de repente se tornou a base para uma floresta comestível.

Acredito que a maior alegria disso tudo é que meu marido e eu temos agora um sonho coletivo, uma causa em comum e um projeto para a vida inteira. Trabalhamos separadamente e em conjunto na implantação da floresta comestível e podemos compartilhar os triunfos de cada um, enquanto assistimos ao nosso sonho lentamente tomar forma.

Outro dia mesmo, enquanto eu plantava outro trecho com tomates, meu marido olhou para mim e disse:

— Eu te amo.

Eu sorri e perguntei:

— Por quê?

— Porque você é muito comprometida! — ele respondeu.

Mudar de vida na meia-idade, passando de consumidores a proprietários rurais, de compradores a jardineiros, e de pessoas tradicionais a aventureiros, revigorou a nossa vida e fortaleceu o nosso relacionamento. Isso também nos ajudou a superar os fracassos que inevitavelmente acompanham o processo.

Quem poderia explicar por que optar de repente por seguir uma direção diferente em nossa vida? As oportunidades surgem, as circunstâncias mudam, a desilusão com o antigo ou a descoberta do novo. Às vezes, em um momento, todas essas coisas se juntam. Você larga a vida que conhecia e abraça algo completamente diferente. Você descobre que não apenas tem força para atravessar todos os tipos de novos desafios como também pode se sentir duplamente satisfeito com os resultados, pois foi *você* que fez acontecer. Vá criar algo novo junto com alguém! Por que não? O que você tem a perder, além de uma colheita de groselha de vez em quando?

E agora?

Não saia de seu emprego. Está tudo bem. Mas arranje tempo para a sua paixão. Quando começar a cultivá-la, dar a atenção que ela necessita, as possibilidades do que você pode fazer começarão a crescer. Sua perspectiva mudará. Isso não acontece da noite para o dia, pode levar anos. Mas, se você se dedicar o suficiente à sua paixão, ela assumirá o comando. Contanto que ela assuma o comando de forma a não deixá-lo desamparado, você ficará bem. E, mesmo antes que ela se transforme totalmente no foco de sua vida, apenas tê-la ali tornará a sua vida mais gratificante.

Você conseguiria abandonar aquilo com o qual gastou anos de sua vida e seu dinheiro? Talvez sim, talvez não. Lembre-se: você vai morrer. Todos nós vamos morrer. O seu tempo na Terra é limitado. Você deve passá-lo fazendo algo que lhe proporcione alegria e satisfação.

Viver a vida sem alegria ou satisfação é a maior autossabotagem de todas.

Conclusão

Quando você começou esta jornada comigo, eu lhe disse que nem todo mundo iria apoiá-lo, e foi isso mesmo que quis dizer. Você provavelmente está começando a ver agora quem ficará ao seu lado e de quem é melhor se livrar. A única pessoa de quem nunca poderá se livrar, no entanto, é você mesmo. Essa é realmente a conclusão deste capítulo e de todo o livro. Para isso funcionar, você precisa ter fé em si mesmo. Você precisa agir nas outras áreas que lhe mostrei enquanto avançamos juntos nesta jornada para longe da autossabotagem – mas, se não acreditar com todo o seu coração e alma que é possível, isso nunca acontecerá, e você continuará se sentindo perdido.

Eu não quero jamais que você se sinta eternamente perdido.

Quero que você acredite em *si mesmo*. Quero que imagine um mundo no qual tenha o apoio de todos para crescer e se transformar no seu melhor possível. Quero que acredite que as pessoas estão torcendo por você, que os estranhos que você encontra não querem nada mais do que vê-lo alcançar esse objetivo.

Pense nisso como uma corrida que você faz de manhã ou no fim da tarde, um treino. Quando você se cansar, quero que tente lutar contra o cansaço. Vai acontecer; você ficará exausto, mas quero que acredite que tem força para ir além desse ponto de exaustão; que saiba que, se forçar um pouco mais, você acabará descobrindo uma nova reserva de energia que nem sabia que tinha. Você tem seus amigos SPARC; chame-os para ajudá-lo.

Você terminou este livro. Você chegou até este ponto. Viu só? O poder para ter sucesso está em você.

É hora de colocar as estratégias que você aprendeu em ação. É hora de alimentar seus sonhos e ambições com os "Por que não?" daqueles que seguiram nesta jornada antes de você e que conseguiram chegar lá.

Vá em frente. Mude a sua vida.

Você consegue!

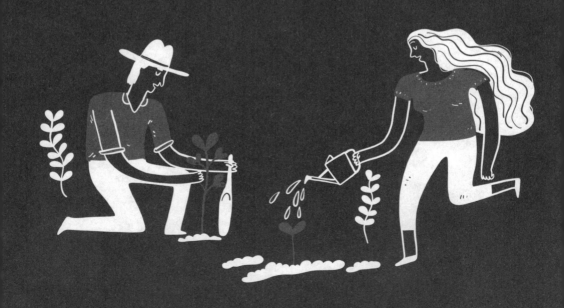

SOBRE OS COLABORADORES

Deborah McCarthy é diretora da Results Delivery Organization da Alcatel-Lucent. É bacharelada em engenharia pela Rutgers College of Engineering e tem MBA em economia internacional e finanças pela Universidade Fairleigh Dickinson. Entre suas realizações incluem-se o de vencedora do Acampamento de Empreendedorismo do Bell Labs pela NetHead Telepresence Seed Venture, prêmio Presidente do Bell Labs pela plataforma Application Intelligent Network, prêmio Emmy de Primetime Engineering pela Academia de Artes e Ciências Televisivas como membro da equipe Grand Alliance Digital TV Standard da Bell Laboratories.

Julia Murney apareceu na Broadway como Elphaba em *Wicked*, após desempenhar o papel na turnê nacional, pelo qual recebeu um prêmio Acclaim, entre outros papéis de destaque. Suas aparições na TV incluem *30 Rock*, *Sex and the City*, *Brothers and Sisters*, *Ed*, *NYPD Blue*, três *Law and Order* e muitas dublagens. Formada pela Universidade de Syracuse, suas gravações incluem os álbuns do elenco original de *The Wild Party* e *A Class Act*, o indicado para o Grammy em benefício do Fundo dos Atores *Hair*, e seu primeiro álbum solo, *I'm Not Waiting*, disponível no Sh-K-Boom Records e no site juliamurney.com.

Kevin B. McGlynn tem pós-graduação do Conservatório de Boston e já se apresentou em 48 estados dos Estados Unidos, treze países e em cinco continentes em produções que incluem *Kiss Me Kate, All Shook Up* e *Forbidden Broadway*. Seus papéis regionais favoritos incluem Jesus em *Jesus Cristo superstar*, Tom Andrews em *Titanic* e Lumière em *A Bela e a Fera*.

Cheryl A. Marshall é psicóloga clínica e autora publicada e ajuda pessoas a superar a autossabotagem através de psicoterapia há mais de 25 anos.

Cathy Russell é atriz, professora e empresária que foi mencionada no *Guinness Book of World Records* pelo espetáculo *Perfect Crime*, que está em cartaz desde 1987 (ela perdeu apenas quatro apresentações em 28 anos e realiza oito espetáculos por semana). Atua também como gerente geral do Snapple Theater Center, na Times Square, e é codiretora do Sedgwick Russell Acting Studio.

Gee Rittenhouse é vice-presidente e gerente geral da Cloud and Virtualization, da Cisco. Ocupou diversos cargos de executivo sênior e consegue equilibrar perfeitamente liderança técnica visionária com conhecimento técnico de negócios. O dr. Rittenhouse é um líder do pensamento altamente respeitado que já apareceu diante do Congresso dos Estados Unidos, da Comissão Federal de Comunicações dos EUA e do Fórum Econômico Mundial. Publicou inúmeros artigos e detém mais de uma dezena de patentes.

Rob Sedgwick é ator, produtor e herdeiro de uma das mais antigas e notáveis famílias dos Estados Unidos. Sua carreira de ator já dura 26 anos e abrange cinema, televisão e os palcos de Nova York, onde também produziu várias peças off-Broadway. Rob é codiretor do Sedgwick Russell Acting Studio em Nova York e está trabalhando em seu livro de memórias, *Bob Goes to Jail*.

Sharon Halley é coreógrafa de produções da Broadway e off-Broadway, bem como para a New York City Opera, a televisão e o teatro regional. Trabalhou também internacionalmente na Alemanha e no Brasil.

James Gerth é consultor sênior da CommCore Strategies e diretor-associado da Infinity Repertory Theatre Company. Já treinou milhares de clientes, incluindo executivos, gerentes de vendas, cientistas, médicos e gestores de comunicação corporativa na arte do desenvolvimento e entrega de mensagens. Também atua na Broadway e em teatros de todo o mundo. Ele é o porta-voz comercial da Verizon, Marriott Hotels, GE Capital, Citibank, Radio City Music Hall, Madison Square Garden e do Serviço Postal dos Estados Unidos.

Sobre os colaboradores **245**

Robert Diamond é fundador/CEO/editor-chefe do BroadwayWorld.com, o maior site de teatro do mundo.

Karen Arlington é atriz e cantora de teatro e cinema e mora em Nova York. Ela tem orgulho de ser membro da SAG-AFTRA e da AEA.

Melissa Errico já estrelou sete musicais, incluindo *My Fair Lady* e *White Christmas*, e também lançou três CDs, mais recentemente *Legrand Affair*. Estrela indicada para o Tony e que trabalha regularmente em cinema e televisão, está em seu décimo ano como fundadora de uma instituição de caridade sem fins lucrativos em Nova York, que apoia mulheres grávidas e mães de recém-nascidos, chamada Bowery Babes. Ela é casada com o astro do tênis Patrick McEnroe e tem três filhas.

Michael Mastro trabalha profissionalmente como ator nos palcos e nas telas há mais de 25 anos, aparecendo na Broadway, em filmes e em episódios de séries televisivas. Ao longo dos últimos dez anos, acrescentou em seu repertório as atividades de dirigir, ensinar e ser *coach* de carreira para atores. Mora atualmente na cidade de Nova York.

Karl duHoffmann passou de dançarino da Broadway para gerente da marca Spirits na Anchor Distillers. Ele é fundador da Orchard Hill Cider Mill.

Catherine Hickland interpretou Lindsay Rappaport em *One Life to Live* por onze anos e Fantine, na Broadway, em *Os miseráveis*. Ela é empresária, autora, palestrante e inovadora.

Michael James Scott começou sua carreira de ator aos 11 anos, em Orlando, na Flórida. É um dos favoritos da Broadway – tendo em seu currículo oito espetáculos, além de filmes e aparições na televisão; também é professor de jovens artistas e prodígio do lendário intérprete Ben Vareen. Scott originou o papel de "Maggots Guy" no espetáculo ganhador do prêmio Tony *Book of Mormon*, e como substituto interpretou o Gênio em *Aladim*, na Broadway. Ele vive em Nova York.

Karla Visconti é diretora de comunicação corporativa do Caribe e da América Latina para o Hilton Worldwide. Karla tem mais de uma década de experiência em relações públicas e comunicações corporativas, tendo liderado uma série de iniciativas/campanhas promocionais, administrado crises de comunicação e apoiado esforços de responsabilidade social empresarial.

Laureen Cook é assessora TMT, IFC (Banco Mundial), para o setor de investimento em telecomunicações, mídia e tecnologia. Tem 25 anos de experiência mundial em telecomunicações e ocupou cargos executivos e de diretoria nos principais operadores de telecomunicações do mundo: MTC-Vodafone (ME), Deutsche Telekom (Alemanha), Cable & Wireless (Reino Unido), NYNEX (EUA), Debitel (Alemanha), Telestet (Grécia) e Satelindo (Indonésia). Possui mestrado em engenharia de telecomunicações pela Rochester Institute of Technology e um MBA pela Universidade de Long Island, em Nova York.

Laurence Julliard tem quase vinte anos de experiência na Europa e nos EUA em gestão de palestras estratégicas e táticas de grandes eventos internos e externos, como o Mobile World Congress e o Broadband World Forum, entre outros em todos os serviços de telecomunicações. Laurence tem um forte histórico por conduzir campanhas eficientes de lançamento no mercado e em demonstrar retorno sobre o investimento em empresas grandes e complexas. Atualmente é a consultora que lidera a especialização ICT (Internet Communication and Telecom) dentro do MCI Group e dirige uma pensão familiar nos Alpes franceses. Ela vive com o marido e três filhos.

Lee Koenigsberg há trinta anos assessora pessoas no desenvolvimento de planos para segurança financeira de longo prazo, em um escritório que fornece serviço de qualidade superior.

Cheryl Raymond é gestora de Programas Públicos e Eventos Especiais da Biblioteca Pública de Nova York para Artes Cênicas no Lincoln Center. Ela apresenta mais de 150 programas ao vivo gratuitos anualmente, incluindo novos

Sobre os colaboradores 247

musicais da Broadway durante a montagem, concertos de música clássica, palestras, mesas-redondas e versões de óperas para concertos.

Karen Radwin é diretora-executiva do Programa Hope Lodge da Sociedade Americana de Câncer em Nova York e em Nova Jersey. Passou 39 anos de sua carreira profissional em gestão de organizações sem fins lucrativos, sendo os últimos trinta anos na Sociedade Americana de Câncer.

Merri Sugarman é diretora de elenco do Tara Rubin Casting em Nova York. Ex-atriz que fez sucessos como *Os miseráveis*, Merri agora dedica o seu tempo para a seleção de elencos para sucessos da Broadway, como *Spamalot*, *Jersey Boys*, *O fantasma da ópera* e muitos outros. Também é a orgulhosa diretora de elenco do seriado da internet *Submissions Only*. Antes de entrar para o Tara Rubin Casting, Merri foi diretora de elenco para dramas e filmes na ABC Television, supervisionando os elencos de *ALIAS*, *NYPD Blue* e *The Practice*, apenas para citar alguns.

Katherine M. Mastrota é diretora do centro de atendimento do Omni Eye Surgery de Nova York e membro do American Academy of Optometry. Foi diplomada pelo Conselho Americano de Optometria. A dra. Mastrota é colaboradora da *Contact Lens Spectrum* e do boletim informativo on-line *Optometric Physician*. Participa do conselho editorial da *Advanced Ocular Care*, *Refractive EyeCare* e *Optometry Times*, para as quais tem escrito inúmeros artigos, assim como para outras publicações profissionais. Ela é consultora de uma série de companhias farmacêuticas. A dra. Mastrota foi nomeada secretária do Ocular Surface Society of Optometry (OSSO) e da Anterior Segment Section da American Academy of Optometry. Dá palestras em âmbito local e nacional sobre doenças da superfície ocular e outros temas. Servindo à profissão, foi membro do conselho de diretoria da Sociedade de Optometria da cidade de Nova York.

Angelo Lambrou desenvolveu amor pela moda ainda na adolescência e estudou em Joanesburgo e, posteriormente, Londres. Ao longo dos últimos vinte anos, ele vestiu pessoas para ocasiões especiais, desenhou uniformes e criou imagens novas e atualizadas para grandes corporações. Mora em Nova York.

Alan Matarasso é cirurgião credenciado de plástica estética com consultório na cidade de Nova York. Atualmente é vice-presidente eleito da Aesthetic and Private Practice da Sociedade Americana dos Cirurgiões Plásticos. O dr. Matarasso também é professor clínico de cirurgia plástica na Albert Einstein College of Medicine e está envolvido na formação de bolsistas e residentes em cirurgia plástica em três programas de residência em cirurgia plástica na cidade de Nova York. Foi palestrante em mais de quatrocentos congressos nacionais e internacionais e simpósios profissionais sobre cirurgia estética. Escreveu mais de 250 artigos em publicações especializadas, além de monografias e capítulos de livros didáticos.

Lana Gersman foi maquiadora de todo mundo que é importante, incluindo os últimos quatro presidentes, Sting, Paul e Linda McCartney, e é maquiadora profissional dos seguintes apresentadores de televisão: Tina Brown, Paula Zahn, Elizabeth Vargas e Anderson Cooper, para citar alguns. Encontre-a on--line em lanagmakeup.com.

Dr. John Foreyt é professor do Departamento de Medicina e do Departamento de Psiquiatria e Ciências Comportamentais, e diretor do Centro de Pesquisa de Medicina Comportamental DeBakey Heart Center do Departamento de Medicina da Baylor College of Medicine em Houston, no Texas. O dr. Foreyt é um líder internacional do pensamento e tem publicado muito nas áreas de modificação de dieta, redução de risco cardiovascular, distúrbios alimentares e obesidade. Publicou dezessete livros e mais de 360 artigos nessas áreas.

Ricardo Morales tem a seguinte filosofia: se a sua mente acreditar, o seu corpo consegue alcançar. Ricardo é um *personal trainer* certificado na Equinox, que opera 66 clubes de serviço completo de alto padrão nos EUA e inter-

Sobre os colaboradores 249

nacionalmente. A Equinox fornece uma abordagem holística para *fitness* e oferece uma seleção integrada de programas, serviços e produtos da marca e desenvolveu uma marca de estilo de vida que representa serviço, valor, qualidade, experiência, inovação, atenção aos detalhes, liderança de mercado e resultados.

Scott Warren é um *designer* de estilo de vida que trabalha para tornar a vida diária o mais feliz possível, bonita e gratificante através de *design* e meio ambiente.

Jeff Winton nasceu e foi criado na fazenda leiteira de sua família na região de Chautauqua, no oeste do estado de Nova York, e foi a primeira pessoa em sua família a cursar uma faculdade. Após passar vários anos na área de comunicação agrícola em publicidade e relações públicas, acabou se mudando para saúde humana. Atualmente é vice-presidente sênior e diretor de comunicações da Astellas Pharma, uma grande empresa global com sede em Tóquio, e presidente da Fundação Astellas nos EUA.

Jeremy Merrifield é diretor de criação/cofundador da Jupiter Highway, um consórcio de profissionais de várias disciplinas, que fornece mensagens inovadoras de marca, conteúdo de histórias de marca e produção cinematográfica. A empresa foi fundada com uma missão simples: fazer trabalho criativo.

C. Charles "Chuck" Pineda é presidente e diretor-geral, da Trans-Infra PPP, LLC. Ele é engenheiro profissional e empreiteiro geral certificado com mais de 33 anos de experiência em papéis de liderança em grandes projetos de tráfego ferroviário e infraestrutura relacionada com o transporte ferroviário. Pineda fundou a empresa Trans-Infra PPP, LLC em Nova York para fornecer serviços de consultoria para clientes públicos e privados interessados no desenvolvimento de projetos de infraestrutura de transporte por meio de parcerias público-privadas e entrega de projetos alternativos.

John Frazier é vice-presidente executivo da Quinn, uma agência de relações públicas de estilo de vida em Nova York com impacto global. A abordagem estratégica e disciplinada da Quinn gerou uma das maiores audiências do mundo. O amplo conhecimento e experiência de John fazem dele um dos profissionais mais premiados e apreciados pelos clientes.

Andre Mechaly é diretor de marketing/estratégia de rede e sistemas de infraestrutura na Thales. Começou a sua carreira como engenheiro de *software*. Depois de descobrir que, embora as pessoas possam explicar como um produto funciona, poucos poderiam explicar para o que os produtos são utilizados, ele fez a transição de pesquisa e desenvolvimento para gestão de produto e, em seguida, para marketing de produto e comunicações.

Douglas DeMarco é produtor executivo e proprietário da Brown Paper Bag, Inc., um estúdio de imagens digitais especializado na combinação de novas mídias digitais, incluindo videografia.

Richard Armstrong trabalha para a Horizon Family Medical. Passou a maior parte de sua carreira no St Luke's-Cornwall Hospital em Newburgh, Nova York, um afiliado do Mount Sinai Hospital da cidade de Nova York. Lá ele foi anestesista assistente e diretor do serviço Pain Management and Palliative Care.

Grant Herman é analista de soluções baseadas na nuvem na Booz Allen Hamilton, um dos principais fornecedores de serviços de consultoria de gestão e tecnologia para o governo dos EUA em defesa, inteligência e mercados civis. Ele é consultor de bancos globais como analista de jogos de guerra e como avaliador da conformidade às regulamentações e também dá assistência no desenvolvimento e teste de *softwares*.

Samantha Stroh Bailey é editora profissional, escritora e jornalista, dona da Perfect Pen Communications. Seu trabalho já apareceu na *Now Magazine*, *The Village Post*, *Oxford University Press*, *Abilities Magazine*, *Kobo Wri-*

ting Life e muitas outras publicações. Foi uma das escritoras residentes da Kobo Writing Life na Book Expo America 2013. Samantha também tem mestrado de educação em linguística aplicada. Autora de *Finding Lucas*, Samantha também é coeditora da antologia de ficção *A Kind of Mad Courage*. Ela mora em Toronto com seu marido e dois filhos.

Art Stevens é sócio-gerente da StevensGouldPincus. Art também foi um dos fundadores da LobsenzStevens, uma das 25 maiores empresas independentes de relações públicas e a dirigiu por mais de 25 anos, antes de ser adquirida pelo Grupo Publicis, em 1999. Recebedor de vários prêmios Lifetime Achievement, também é autor de *The Persuasion Explosion*, uma visão dos bastidores sobre o papel das relações públicas na vida cotidiana.

Phong Vu é sócio do Instituto Consumer-Driven 6-Sigma Management, uma metodologia fundamentada em dados que utiliza ferramentas estatísticas para reduzir o desperdício e a variabilidade.

Parinaz Sekechi é uma profissional de aprendizagem e desenvolvimento com ampla experiência em trabalhar com ambientes diversificados e globais. Como consultor de aprendizagem na Universidade Alcatel-Lucent, coordena a análise da diferença entre a situação atual e a situação desejada da aprendizagem dos empregados, especificamente novos talentos, talentos indispensáveis e gestores de pessoal, visando fornecer uma solução de aprendizagem que esteja alinhada com as necessidades do negócio.

Byron Gilliam negocia títulos e valores mobiliários há vinte anos, incluindo passagens pelo Citigroup e UniCredit. Começou sua carreira como operador em Frankfurt, na Alemanha, e posteriormente em Londres, Paris e Nova York. Byron negocia títulos, derivativos e moedas dos EUA, da Europa e de mercados emergentes, como proprietário ou cliente. As funções de Byron na área de negociação incluem três anos em uma mesa proprietária (onde obteve retornos de dois dígitos a cada ano), um tempo na mesa de Mercado de Capitais, onde fez ofertas e desdobrou grandes blocos de transações para clientes, e sua função atual como chefe de negociações nos EUA para a Olivetree Securities.

Phil Hall é um proeminente *coach* vocal e professor de voz para teatro musical. Na Broadway regeu *Play Me a Country Song* e foi maestro-assistente no relançamento de *Mame*, estrelando Angela Lansbury. Ele toca piano como solista, acompanhando orquestra e também é arranjador publicado. Hall compôs *Dr. Jekyll and Mr. Hyde*, que foi encenado no Paper Mill Playhouse, Kansas City Starlight, North Shore Music Theater e Santa Barbara Civic Light Opera. Escreveu o libreto, a música e as letras para *Matthew Passion* (veja www.matthewpassion.com).

Ron Raines teve uma longa e ilustre carreira que abrange os mundos do teatro musical, ópera, cabaré, música clássica e televisão. Foi três vezes indicado para o Emmy e o Soap Opera Digest Award por seu papel como o vilão Alan Spaulding da novela diurna *Guiding Light*, que bateu o recorde de exibição na CBS, e estrelou na Broadway em espetáculos como *Chicago*, *Newsies*, *Follies* (nomeação para o Tony) e *Annie*. Atuou como solista com mais de cinquenta grandes orquestras americanas e internacionais. Mora na cidade de Nova York com sua esposa e filha.

Martin Samual trabalha em cinema, televisão e teatro em todo o mundo. Atuou em *Aida* na Broadway, na turnê americana de *Joseph and the Amazing Technicolor Dreamcoat*, na primeira turnê nacional de *Dirty Rotten Scoundrels*, no filme ganhador do Oscar *Chicago*, no filme para TV *Once Upon a Mattress* (com Carol Burnett), *One Life to Live* e muitos outros. Mora na cidade de Nova York.

Riley Nelson é atualmente calouro na Latin School of Chicago, com notas PSAT[24] que o colocam no 99º percentil de seus pares em todas as categorias no âmbito nacional. Ele vendia de tudo, desde canetas até ponteiras *laser* e

---

[24] Equivalente ao Enem. [N. da T.]

Sobre os colaboradores 253

joias para seus colegas, até descobrir o bitcoin, há dois anos. Agora é presidente da Acoin LLC, uma empresa *holding* iniciante na área de moeda digital.

Bud Martin, diretor executivo da Delaware Theatre Company, é ex-professor e financista. Tem três filhos e seis netos e mora com sua esposa em um haras (seu outro sonho realizado) em Southern Chester County, na Pensilvânia.

Tom Blakey, voluntário no National WWII Museum em Nova Orleans, foi um veterano combatente e paraquedista servindo no U.S. Army Double A "All American, 82nd Airborne". Em 6 de junho de 1944, pulou de paraquedas atrás das linhas nazistas na Normandia. Suas ações de combate se estenderam da França até a Holanda, incluindo participação na ofensiva alemã de surpresa na floresta das Ardenas, conhecida como a Batalha do Bulge. Blakey também é um membro ativo do Speakers Bureau do museu. Ele viaja pela região para falar em escolas, centros comunitários e de terceira idade e outros grupos sobre suas experiências de guerra. Recentemente voltou à Normandia para o 70º aniversário da Invasão do Dia D.

Richard Berg, conhecido como o "Papa dos Jogos de Guerra", tem mais de 150 jogos publicados, incluindo o Terrible Swift Sword e SPQR. Ele é treze vezes campeão do Prêmio da Indústria para o Melhor Jogo. Entre os seus outros prêmios incluem-se: GAMA Hall of Fame, 1993; Charles Roberts Award for Lifetime Achievement in Simulation Design, 1990; e o Bloomgren/Hamilton Memorial Award for Lifetime Achievement, 2003.

Linda Moshier é jardineira, cantora, esposa e mãe de três cães fofos da raça *lhasa*. Suas aventuras em propriedades rurais começaram após receber um Certificado de Projeto de Permacultura com o especialista no cultivo de plantas em hábitat natural Michael Pilarski e o austríaco Sepp Holtzer. Viajou internacionalmente como artista da USO e continua interpretando o cancioneiro americano na cidade de Nova York. Linda está atualmente escrevendo um livro intitulado *Ideas From The Bench*, uma coleção de ensaios sobre sua vida e jardinagem contados a partir de suas experiências.

Francine LaScala escreveu não ficção sobre todos os temas imagináveis, desde aberrações do circo até sexo, e editou autores *best-sellers* de todos os gêneros. Ela é autora dos romances *Rita Hayworth's Shoes* e *The Girl, The Gold Tooth & Everything*, coeditora da antologia de contos *A Kind of Mad Courage* e criadora do Projeto "Joy Jar". Vive com o marido e duas filhas em Nova York.

CARO LEITOR,
Queremos saber sua opinião sobre nossos livros.
Após a leitura, curta-nos no facebook/editoragentebr, siga-nos no Twitter @EditoraGente e visite-nos no site www.editoragente.com.br.
Cadastre-se e contribua com sugestões, críticas ou elogios.

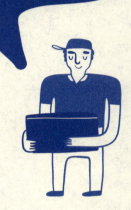

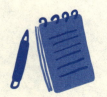

Este livro foi impresso
pela gráfica Assahi
em papel pólen bold 70 g
em junho de 2019.